不生病的藏傳煉心術

護你身心均安的內在醫學

洛桑加參——著

自序

拿回自己的力量，掌握心藥與心鑰開啟第二人生

某一次在外地演講，有人問了我一個問題：「同理心跟慈悲心有什麼不一樣？」它們有時候一樣，有時候又不一樣。一樣的是，它們都是你的心。差別在於，慈悲心在療癒人我上，威力更強大。但為何慈悲心能產生改變行為的實質效用呢？舉個例子來說明或許你就能明白。

假設你今天在路上遇到朋友，你會問：「吃過飯了沒啊？」、「呷飽未？」因為你能理解人若肚子餓就會沒精神沒力氣，你想到對方可能因為餓而不舒服，這是同理心。而當對方回答：「還沒耶。」的時候，你說：「那你要不要跟我分一半饅頭？」、「我也還沒耶，要不要一起去吃飯？」不但能理解餓，還知道要去解除餓的這個心意，就是慈悲心。

看到這裡，你可能會有點高興，因為你發現你也曾問過別人吃飽沒、要不要吃什麼東西？所以自己也有同理心，也有慈悲心，真是太好了！確實是沒錯，倘若人沒有心，那其實也就沒

有修煉的必要。但正好因為你、我都有慈悲心，所以寫這本書才有意義。感謝你拿起來閱讀。正是因為你，我才在這裡，這本書是專程為你寫的，因為你十分珍貴，是宇宙間獨一無二的存在，我覺得我有必要把人心的進階使用方式仔細說給你聽，以利於啟動高階功能，讓你掛載著這顆強大的金剛心，去完成去實現任何你想成就的好事情。

開啟終極效能，美麗心世界超展開

人心好比電腦中央處理器（縮寫：CPU），如果你的中央處理器效能夠強大，那有很多你可能從未想過的好事情會發生。利用這本《不生病的藏傳煉心術》來升級心靈能量，當煉心成為你的日常之後，健康是基本、淨化是過程、快樂是順便、豐足是理所當然，你將體驗到「心想事成」不光只是成語，而是一個鐵打的事實。事實上，全球已有許多科學家透過研究人的腦波、訊息場、意識能量學、聲波學、量子力學、電磁場等，將心靈創造出物質世界的機制，闡述得頗為清楚。由於市面上已有大量相關著作，本書不再贅述。我將把焦點放在如何透過煉心，將理想的、美麗的世界，與健康的、快樂的自己顯化出來，跳過深奧難懂的理論論述，直接教一些適合於日常生活中執行的方法，如此更能對你產生實質效益。

人的訊息場、能量場，如果像是垃圾場一樣，那，生病的生病、受苦的受苦，也是心想事成沒錯啦，但都想歪了、想偏了，被我執、被一些錯誤的資訊給誤導，顯化出亂糟糟的物質世界來，那就很傷腦筋。在亂世中求生，將煩惱心煉化為菩提心、金剛心的方法，多少要知道一些比較保險。一旦你開始練習，整個世界都將變成你的遊樂園、修道場與健身房，一切「唯你心所現、唯你識所變」，想把自己切換到哪個平行時空，你拿著「心鑰」，嘩一下便開啟理想中的現實，在其中，你還能盡情享受跟宇宙最高智慧連結、靈光乍現的感覺。

先讓自己體驗幸福，再把幸福擴散出去

煉心煉得好，意思是你能很好地去轉動心輪，帶動生命能量布達全身，不只令自己健康逆轉勝，想從苦境中迴轉，也能出現令人寬慰的轉機。煉心，有時重點在於淨化，有時重點在於轉化，而跟《靜心淨心》、《簡單豐足》、《快樂醫學》一樣，我都做了五十二週的安排，讓你慢慢消化。利用一年時間，每次練習一個重點，每天進步一點，如此一來，即便外頭世界千變萬化，進化過後的你也能從容應付、微笑以對。

獻給有心維持身心靈健康的你，我會在後面的篇章中，把真正具有療癒力量的「心藥」轉

交給你，醫自己、醫別人，那都是很好用還沒有副作用的。親嘗過無病無憂的幸福，再把幸福傳遞出去，大家心連心，用愛把地球一層一層包起來，從此再沒有人會受傷。

東西醫學聯手護你周全，治癒身心靈

西方的預防醫學從預防身體大小疾病做起，東方的預防醫學，特別是印度的阿育吠陀，以及我家鄉西藏的佛教醫學，則從靈性整復著手，著重修補心、修補人與自然間的關係。我在臺灣學習西醫，身為一個西藏人，家族裡又有很多藏醫，因緣際會剛好東西方這兩大醫學體系我都接觸到了，我認為西方微觀、東方宏觀，各有所長，於是在這本書裡，只要是有用的內容，我都會整合一起講。寫書不是為了要炫耀學問，而是為了傳播知識，因此我會儘量以白話有趣的口吻，把煉心技巧介紹給你。

自國防醫學院畢業以來，算一算我鑽研預防醫學也有一、二十年了，期間我不斷在找在研究讓人治於未病、恢復身心靈平衡以及健康衰老（Healthy Aging）的方法，而且這方法，還必須是大部分人都做得到的才有意義。我發現，煉心是一個方便途徑。你我都有的一顆心，如果它不以貪心、癡心、私心、傲慢心、怨恨心的模樣霸占並奴役著我們的身體，本來就很聰明的你，少了貪嗔癡這些「障礙」，會突然看清一切、智慧瞬間明朗，行動也將變得果斷穩健、朝珍惜生命珍愛自己的方向前進。接下來，請跟著我一起勇敢拒絕心魔的霸凌，重新拿回屬於自己的力量，掌握心鑰與心藥，開啟心靈最高效能，替自己迎來重生、幸福洋溢的第二人生。

目次

Contents

目次

目次

Contents

1

為何煉，煉心有什麼好

01

顧好精微身，恢復健康的內在工程

修心，在西藏稱為「洛炯」（Lojong），確切來說是哪種心呢？菩提心、慈悲心、金剛心，智慧全開、不受限制性信念束縛、自由自在的那顆心。你或許有聽過「一切唯心造」這句話，類似西方人口中的心想事成（Dreams Come True）。不過這創造、造境、造物可不能亂亂造，否則幫自己造出一個困境、窘境，或是心之所向惡夢成真，那就很糗啦！

所以才要修。修心宛如修剪盆花、修剪雜枝殘葉，將自己最好最美最和諧的樣態，呈現出來。本書將引導你透過思辨某些特定的生命課題，來轉化思維、促進身心靈健康，並實現最高版本的自己。正因為洛炯能將煩惱心煉化為無堅不摧的金剛心，將帶有破壞性力量的暗黑心轉化為利他暖心並令自己感到寧靜愉快的菩提心，有著將生命點石成金的特性，所以在本書中，我把洛炯翻譯為「煉心」，我覺得更為貼切。

掌握身心靈健康密碼，煉心是關鍵

煉心最主要有兩好。第一好是實體的，包含身體強壯、免疫排毒機能健全、心臟跳得有力且穩定規律等等。第二好是抽象的，你將體驗到心胸舒暢、心胸打開，很容易接納一切，對外善於表達關心，於內則有被愛充滿的感覺。

以西藏醫藥學的概念來解釋，你在精微身（Phra-bailus，或譯為精細身）上下功夫，比方說斬斷無止盡的欲望、不生氣、透過學習脫離無知，使命氣（藏文 Tsog-lung，類似中醫「氣」的概念）流通無礙，保護力送達體內每一處，那麼，你處於三維世界的身體，也會感到舒服、不容易生病。即便外頭疫病漫天飛，如果能有意識去照顧好精微身、轉化思維模式、提高視界維度、升級心靈能量，那，生病這種事，本就不應是你我該體驗到的項目。

精微身屬於非物質的，一般肉眼不可見，但透過修行，有些人能看到氣或氣旋或光。現代科學以電磁波、腦波、振動頻率來描述它。精微身聽起來奇幻，但其實你早就接觸過了。比方說中醫的下針跟艾灸、你去公園練氣功練呼吸、你學瑜伽清理脈輪、整復師按壓你的穴位，這些調節點與氣脈、經脈，都是作用在精微身上。藏醫藥學身心靈兼顧的內涵，其中一個部分就是在研究如何照料精微身，療癒的關鍵字是「慈悲心」，藉此把疾病狀態切換為身心均安狀態，實現最終極的健康。用佛教哲學的話來講，就是還你本來面目。本來，健康就是人類最自然的存在狀態。

當然，慈悲心的能耐不僅止於此，對內，它幫你維持健康，對外，則是心安世界安。

從糟糕的現實，切換到理想的現實

回顧西元二〇二二年有一連串令人傷腦筋的事情發生，許多人感嘆戰爭沒完沒了、疫情有完沒完、天氣越來越熱也越來越冷、居然連護國神山台積電都會跌、滿懷理想赴海外工作卻落入險境、簡單吃碗陽春麵都越吃越貴。年輕一代想結婚找不到伴、想買房沒有頭期款、想生娃怕養不起、找不到理想的工作等等。

想要不幸福，人有千萬個理由可以不幸福。所幸，反之亦然。不用羡慕電影裡的超能力者能穿梭於平行時空，也無須讚嘆小說裡的主角可以穿越到哪個有趣的地方。只要開啟那個你出生自帶、早已內建於本心之中的智慧導航，同樣也能任意切換到任一種你想要的現實裡去，用古語來說，叫做「創造境界」或「安住境界」。具體如何讓「心」帶領你邁向豐足健康和幸福？本書將逐一說明。

自己的精微身自己顧。轉化內在健康、轉化外境樣貌，靠的都是你這顆心。觀自心，觀自在，將自己從對物質的執著中解放出來，你將重新體驗到心世界的美麗與無極限。

02

與健康相契合的心靈品質，寬心安心慈悲心

精微身狀態優劣，除了看實體身有病沒病外，另一個指標就是心靈能量的高低，這有時比看健康檢查報告還準，因為像是亞健康、代謝症候群、慢性發炎、慢性疲勞，表面上沒發病，但其實腳已經快要跨越疾病紅線。在東方醫學體系中，很多厲害的醫師也能讀懂心靈能量，他們看的是人的「神」，精神、眼神、意識狀態這些，常常能透露出很多跟心有關的訊息。中醫脈絡裡的「神」，不是天上的神仙，意思是指一股調控宇宙萬物發展變化的力量，所以看人的「神」如何，常常能很精準地去預測到接下來的病理變化。

心靈能量怎樣叫做高，怎樣又是低呢？在意識能量學先驅大衛・霍金斯博士的能量地圖中，開悟、慈悲、愛、理性、寬恕在高頻能量等級排序中名列前茅，而像是驕傲、憤怒、欲望、恐懼、悲傷、冷漠這些低頻能量，則屬於較為下層的反應。

貼心關懷自己的心，它是懶洋洋還是很帶勁

即便你沒有老中醫的望聞問切功力，也沒有像能量學博士做過那麼多測試，但因為精微身是你的身，心也是長在自己身上，因此只要你稍稍靜下心來，就能發現心靈力量跟健康力、身體行動力之間，存在著微妙的關聯性。你或許也曾有過類似經驗，當心存芥蒂時，容易猶豫再三止步不前。心神不寧、心猿意馬時，常會這邊摸一下、那邊摸一下，但都很快會放棄。而在心灰意懶時，效率最差。最麻煩莫過於心若槁木死灰，那是一動也不動了，別說什麼天人合一了，跟沙發合為一體還差不多。

上面這些屬於較為低頻的心靈狀態，常會使生命能量運行不順暢，阻塞甚至是停滯。那，擁有高級的心靈品質，又會是怎樣的光景呢？如「心無罣礙」不受我執束縛，對良善的事業有很強的執行力。「心若磐石」意志堅定，持續力強。「心開目明」智慧大開，判斷力強。還有我最推薦的「心曠神怡」、「心安理得」、「心平氣和」，這些都能令副交感神經運作良好。活絡副交感神經，讓你吃喝拉撒睡都舒服，該放鬆的時候放鬆，免疫力還特別給力。

若想維持健康，擁有與健康相契合的心靈品質，透過好的念想、好的思維模式，使身體自然而然釋放出好的化學物質，以此獲得的健康與快樂，不用你花大錢，靠自己就能做到。心安

一切安，扭轉身心失衡狀態，現在，讓我們實際來做三項煉心練習：

◎肯定自己，無須過度在意他人評價

我身邊有很多朋友，為了要向父母證明自己的價值，因此吃了很多苦頭，卻依舊被評定，「你還是不怎麼樣嘛」、「一出門就會被騙」、「一事無成枉然啊」。但其實真相並非如此，我們都很清楚。

曾有個女醫師叮囑父親多泡腳促循環，老爸居然嗤之以鼻，後來在電視上看到電視購物泡腳桶特價，立馬訂購，還拿來跟自己的女兒說嘴：「電視說這個很好。果然很舒暢啊！」女醫師白眼翻到後腦勺，心裡嘀咕，不是早就跟你說過了嗎？「親則生狎，近則不遜」這種對於親近之人的忽視、侮慢，因為過度熟悉而產生輕視的狀況，真的很常見。但為什麼會這樣呢？

時間倒回你剛出生那一天。我們都說第一印象很重要，但你爸媽第一眼見你，你卻是在大哭。接下來無數的日子裡，不是討奶就是拉屎，可能屎還不小心噴到他們臉上、太震撼了。因此即便你獲得諾貝爾獎，父母可能還停留在你無助大哭的那個印象中，而對你現在的成就，不是很清楚。

不管是家人還是前同事、前雇主、前男友女友，很可能都沒辦法完全理解你。但你百分之

百的時間都在自己身邊，所有過程，一清二楚，沒有人會比你更了解自己了不起的地方在哪裡。如果有，那是伯樂，然後他指出千里馬之後就退休了。

因此我希望你能當自己的頭號粉絲，每天都對自己說：「你做的很棒喔！」、「你真的很厲害」、「真的很謝謝你」。解除過度努力的寬心藥，就掌握在自己手裡。

◎人間是免費的心腦健身房，歡迎多加利用

如果一個電玩遊戲沒難度、沒怪物、沒寶物，肯定沒人要玩。其實現在你已經進入了一個超大型的實境遊戲裡，在各種艱難的關卡中，你可以蒐集裝備、獲得經驗值。每通過一次考驗，你的「智慧幣」也會不斷累積。

關卡在經書上叫做「逆增上緣」或是「違緣」，意思是你面臨到的困難、困境。當困難關卡出現，高級玩家都會特別開心，因為這意謂著獎勵更豐厚、怪物更有挑戰性。不趁這時候修煉，難道要等在那邊看別的玩家破關領寶物？不要當旁觀者啊，有手有腳有頭腦，自己進去好好玩一玩。

關卡再難再恐怖，安心啦，它們都不會真正讓你永遠「卡關」，除非你自己棄權登出。請把違境當作免費的心腦健身房來練練手，看看自己能有多厲害。

◎晨起發願、睡前感謝，慈悲心是最好的一顆心

如果我有好東西，不管是物質、我的才能、好笑的內容，還是好運氣，我今天想跟他人分享這些，讓別人也樂一樂。如果我看到有人受苦，不管是心裡苦還是身體苦，我今天想用有智慧的方法幫他解除痛苦。早上起來的時候，我常常這樣期許自己。

因為早晨有了這樣一個好的開始，從無例外，良善的意念總會吸引許多助緣來到身邊。所以晚上入睡前，我還會做一個排行榜，把我最感謝的前三名想過一遍。然後就帶著慈悲心送給我的好心情，安然入睡。通常都睡得很熟。

提升心靈能量等級，順境的時候我感謝、違境的時刻我修煉。不會泡沫化也不用擔心崩盤，操作虛擬貨幣不如操好自己人生的命運大盤，天天替自己累積福澤值、累積「智慧幣」，誰都搶不走，還會越分享越多。就好比基督教裡的五餅二魚，一直分一直分都還很夠。也像是文殊菩薩赴宴的故事裡，國王為出家人準備齋飯，結果來的人數超乎預期數倍，居然所有人都還是吃飽飽。美金、臺幣、泰銖，你花完了就是花完了，不會越花越多。但分享你的福氣、善良去利他，卻是不管你怎麼分，都不會有絲毫減少的。這就是無量心的真實力量，它是越用越好用，也越用越多的。

人若有心找碴，那碴，總能被人找到。倘若你不想找煩惱，而是對提升心靈能量更有興趣

一些，有心去找讓自己更快樂更健康更幸福的方法，那方法，肯定也會被你找著！如何讓福至心靈、健康至身體？更多的養生煉心攻略我將在本書第二章詳加說明。

03 走出情緒迷霧森林，內建心導航用起來

鍛煉自心有一個理所當然的好處，那就是內建在自己靈性的智慧導航，能幫你導引至你想去、你該去的地方。只有在一種情況下，導航訊號會變弱，斷斷續續，甚至是當機，以至於讓人出現「我是誰？」、「我在哪裡？」、「我在幹什麼？」這樣的時空迷航三連問。什麼情況下呢？當你癡愚心大噴發的時候。

人心中了癡毒，即便你原本聰明如愛因斯坦，一旦智商、情商、靈商接連降到谷底，神仙難救。還好你現在還能靜下心來看文，表示你的智慧尚處於冰雪聰明的狀態，此時學預防正是時候，下面先給你兩個求生的「預防寶」，趕緊收進口袋。往後不管是遇到亂世還是亂流，你都能維持一心不亂。

◎我知道你的名，我能掌控你

人要騎野馬不容易，你給馬一個名字，收編為家馬，牠就成了你的良駒。奇幻小說中，某怪獸某神器某式神，萬一被對方知道了自己的真名，那呼喚他名字的人，便能使役、掌控他。告訴你一個祕密，你其實也能這樣操控自己心裡面的每一頭情緒怪獸和那些頑皮的心猿意馬。

「暴走魚」、「貪吃豬小弟」、「公主病小黑」……請用可愛逗趣的詞彙幫各種具有破壞性的情緒命名。你知道它的名，它便受制於你，你將能主宰它們的生滅。心識什麼都能幻化出來，什麼都不怕，唯獨怕「不知道」。自己憤怒了不知道、自己耍白癡了不知道、自己貪心了不知道、自己驕傲了不知道、自己嫉妒了不知道……，這將令自己陷入險境，被情緒主宰、智慧起霧的危險之境中。

You are your own master，你是你自己的主人。情緒無常無根，是會消退的一種虛幻的存在，居然讓這種東西控制了自己，那，自己會變成什麼樣都不知道，總之模樣不會太好看就是。命名它、掌控它，且讓最有智慧的那個你，做自己的老大！

◎說的是誰呢？反正不是在講我

你曾有莫名其妙被罵、被曲解、被嘲笑、被貶低、被責難、被這樣那樣的不好經驗嗎？有的話真是太好了，因為這些陳年屁事，都是很好的「悟無我」素材。先來感謝一下當初那個「欺負你」的人，因為他甘願冒著下地獄的風險，也要來度化你。辛辛苦苦罵你，人家也是花了不少口水。

悟無我怎樣悟？關鍵密語「我不對號入座」，在心裡默念這句，立即跳升一個維度，從「執迷的我」中抽身出來。這時候你也許就很容易聽出來，那個人自顧自講他的，責怪他心中建構出來的一個對象，而那人，根本就不是我啊！今天換成另一個同事值班，客人罵的就是他。今天老公娶的是另一個女生，婆婆刁難的就換成那個媳婦。今天媽媽生的是另一個兒子，被情緒勒索的就是那個兒子。今天教育班長對著一批新兵飆三字經，換成下一批新兵來，他也還是照飆三字經。頂多進步為五字經、七字經，也是一樣照罵。不罵到小兵們懷疑人生的地步，他沒辦法下班。

套用線上遊戲的概念，其實你也可以把現實生活中那些喜歡欺負人的人，當成是ＮＰＣ（非玩家角色、陪襯人物）就可以了。他們是程式設計師寫在那裡，固定會出場的一些背景人物，比方說街頭惡霸、花店老闆、大胸部的美女間諜諸如此類，目的是用來增添遊戲的樂趣。今天換成別的玩家登入遊戲，同樣的情節，這些ＮＰＣ也會照樣對他們來一遍。所以，管他是拿烏龜炸彈丟你、超你的車還是撂下一些狠話，沒有一個打著電動的玩家會真的在那邊傷心、難過、氣噗噗。是說闖關打怪、布局造城、領寶物都來不及，又還有誰會真的花心思和這些NPC計較呢？

人生如戲也如電玩遊戲，一個「我」，是會上戲下戲、登入登出的。如果你樂在其中，就好好玩、痛快玩。如果覺得沒意思了，下戲、登出的密語就是「我不對號入座」。你可以決定參與哪場戲劇演出，同樣也可以選擇在哪款遊戲中上線。不管去到哪永遠記得「你是你自己的主人」，心識醒覺地意識到這點，從此，你將不會在任一個境界中迷失。

04 本書使用方法：順讀、盲翻、週週看、提筆寫下「幸福手抄」

前面兩篇，教給你三項煉心練習與兩樣預防寶，目的是先讓你暖暖身，熟悉一下煉心究竟是咋回事。同時也是在重塑腦神經元迴路，想讓好事發生，壞的迴路得先讓它短路才行。思考途徑必須率先做出改變，行為跟結果才會跟從前大不同。很多阻礙自己維持健康的習氣，得這樣從頭、從心去斬斷它，轉化的奇蹟才有可能發生。在接下來的第二章，也是本書的主要部分，你將接觸到更多類似的淨化、轉化練習。

跟之前出版的《靜心．淨心》、《簡單豐足》、《快樂醫學》一樣，我都設計五十二週的練習，一週一篇剛好一整年。不同的是，這本《不生病的藏傳煉心術》中，每篇最後還多了一段「幸福手抄」，以第一人稱寫下肯定句。你讀書，是在「輸入」資訊，再加上親自手寫，完成「輸出」動作。又或者你去跟人傳講其中的概念也行，這也是一種輸出。常有人問我，為什麼自己心想事成的功力很弱、效果很差？其中一項原因，很可能是沒做完全套。有讀有寫，有輸入有輸出，原本的消極被動等待，將馬上轉為積極主動出擊，求豐足、求健康、求幸福的力度，會很不一樣。記得要手寫！

在閱讀順序上，其實可以不照順序。端看自己是老派讀者還是網路世代讀者。前者你一篇一篇順著讀，後者你看有興趣的標題優先讀，怎樣都可以。你還可以：

- 盲翻求解答。
- 送人利他去。
- 睡覺前助眠。

盲翻有點類似求籤詩、抽牌卡、翻解答之書這樣的用法，若能在你心中惶惶不安時，起到些許安慰作用，這將是我的榮幸。至於準不準，有「共時」或「共鳴」的時候準。其他時候，當作普通書來看就可以。

當你發現你身邊有人心裡能想到的，總是些很糟糕、很陰暗的事情。那你把這本書送他，為他提供一些陽光素材，這是非常貼心的舉動。說出來也不怕你笑，其實很多醫師自己的父母，不願聽自己小孩的，認為那也沒什麼，送去給自己的同學、學長醫治，反而他們會乖乖遵從醫囑。有時候自己的親人自己說不動，自己的朋友自己勸不聽，自己說到全身是嘴還不如外人一兩句話的時候，不妨就讓我這個「外人」來試試看？在這本書裡我灌注了許多祝福，希望能送達有需要的角落。

我很開心曾有讀者說把我的書當作床頭書，睡前翻一翻，看一看，心就很平靜。提到助眠，紙本實體書的效果，比臉書、小紅書和抖音好多了，至少，人的視覺不受藍光刺激，睡意能來得更從容踏實。

很高興在茫茫書海中與你相遇，接下來，請讓我們一同展開一段可能很有趣，也可能很無聊，有時還會有點辛苦的「煉心之旅」，一步步，朝最高版本的自己邁進。完全不用怕失敗，因為不管你選擇從哪裡踏出第一步，那都是向前。

2

開始煉，花五十二週，轉化為易開智慧體質

01 生命是一場華麗的壯遊，恭喜你抽中豪華地球之旅

心情鬱悶是一天、心情爽朗也是一天。選擇在時間容器裡，裝入怎樣的事件與心情，決定了「你」這件藝術品的樣貌。你想讓自己看來如何呢？像奧古斯特．羅丹的〈沉思者〉，老托著下巴思量著嚴肅的課題？還是如同李奧納多．達文西的〈蒙娜麗莎〉，對著群眾淺淺一笑？其實都可以！雕塑自己、描繪自己、撰寫自己，請隨興發揮，你絕對有這樣的自由和權利，因為，你是一個抽中了豪華地球之旅的超級幸運兒！

怎樣幸運？比對到一千萬發票、抽到瑪莎拉蒂還要幸運。放眼整個宇宙，只有非常非常少數的靈魂，能順利降生到地球上。究竟有多難得？如同在一片茫茫大海中，剛好有塊浮木，浮木中間剛好有一個小圓孔，然後剛好有隻眼盲的海龜剛好游過來，剛要把頭伸出海面時，又剛好把頭套進這個圓孔般，機率超低。能投胎當回人，要比這樣的「浮木盲龜」還要不簡單。

當世貿舉辦國際旅展，有人抽中「日本賞楓五天四夜」或「澳門三天兩夜機加酒」時，很

多人會羨慕。但其實不用羨慕啊，因為你抽中的是更豪華、更高檔的「地球遊學之旅」，時間長達數十年。

從平庸日常中越獄，立即開始你的美好冒險

當作是來玩、來學、來體驗的。認真工作就好比去澳洲打工換宿，因疫情被關島就好像是在福爾摩沙 Long Stay。每天出門的時候，深吸一口氣，心情準備好，你就開始了你的華麗壯遊。回想從前出國旅遊時，會有什麼星期一憂鬱（Monday Blues）嗎？根本不可能有！忙著體驗豐富的行程，常常是愉快到連今天星期幾都不曉得了。

只要把生命活成一場華麗的壯遊、注入旅遊感，即便被拘禁在辦公室、困在某個情境中，也能秒明朗，瞬間海闊天空。照見自心，回到生命軌跡後，你的感知能力將更敏銳、看待一切更有趣。遇上難題，宛如在玩密室逃脫，遇上怪人鳥人莫名其妙的人，宛如親身參與一場實境秀，或體驗舞臺劇排演。

只當觀眾，永遠不會知道遊戲有多好玩，既然已經幸運地得到了地球體驗券，何不痛快玩一場？當然啦，你在地球的遊學，會有一些同學、同修，一起競技的夥伴或對手，但要知道，

不管你喜不喜歡他們，在你生命的列車上，一定是有人上車、有人下車，任何一個人，都只會陪你一段，同年同月同日生又同年同月同日死的狀況，非常罕見。所以，請珍惜每一段陪伴，當那個他要下車時，不要抓他，也不用踢他一腳，只需柔聲說句「謝謝你，再見」便好。

給對方最有質感的陪伴，而非一路磕磕絆絆

在地球的旅程中有個伴，這個伴叫做「旅伴」。倒過來就成了「伴侶」，不一定是指夫妻或情侶，也可能是摯友或毛小孩。若自己是他人的伴侶，那就要做好自己的角色，別成了對方的「旅絆」，時不時絆他一腳，這樣很壞。

在任何時間、任何地點，只要回憶起「我是來地球遊學的」這件事，帶著醒過來的覺知，你的意念隨時都能雲遊四海。儘管放膽去試試看吧！正如同古人說的：「莫問前程吉凶，但求落幕無悔」，和有情人做快樂事，幫助彼此完成初衷、顯化天賦、相互扶持，類似這樣的快樂事。去走、去看、去玩、去體驗。好不容易才抽中的高檔地球體驗券，可別白白浪費！

幸福手抄

我之所以在這裡絕非偶然，為了你、為了愛、為了愛自己、為了愛彼此。我願親切待你、慈悲對你，並懷著一顆赤子玩心，和你一起體驗一切有趣的事情。我已經準備好旅行，準備好展開冒險，準備好看山看水看遍這大千世界。

02

煉心大成功，有福氣的人都不做的幾件事情

養果樹、栽培農作物，有個很重要的管理流程稱為「疏果」。意思是預防性將歪瓜、裂棗、偽果、無效花、病蟲果進行一個疏除、疏剪的動作，避免過多的果實相互競奪母樹養分而影響到發育。疏果疏得好，不僅產量好、品質好，連果樹本體都會更為強健。

健康的果樹靠疏剪，而平和的人心靠的是修煉。有管理有差，修剪掉一些不需要的小心思與傻氣作為，靈性養分就不會被分散掉，自然地，你想要成就怎樣的美夢、進入到一個如何的境地，那都是比較容易成功的。在西藏高原雪域中，最有福澤、具大智慧的修心者，心靈富裕到不要不要的那些高人，關於修心，他們都優先修剪掉哪些呢？一起來看看：

◎絕不修理別人來抬高自己

因為這在本質上，根本就是一個十分傻氣的行為。試想，油燈甲有一天使壞，淘氣地把油

燈乙的火給攪熄了，油燈甲會看起來亮一點嗎？一點都不會！反而顯得更暗了，整個大廳一片暗摸摸。

你如果造訪過西藏的佛寺，或參觀西方的教堂，不管是燃酥油燈還是點蠟燭，都是一整片那樣看起來亮亮的最漂亮，要亮，就是大家一起亮。如果你想讓自己看起來亮一點，不是去吹熄隔壁的，而是把身邊的通通點起來、燃起來。這才是正解。

◎絕不尋思他人犯過什麼錯

他人的弱點、他人的過錯，說實在話，關你屁事！我常常在說「他人之惡不上我心」，其實，還有一個不上心的，「他人之錯，也不應該上我心」。真要找，任一個人的缺點都能如繁星一般被你找出來。

量子力學透過觀察微觀世界，告訴我們，觀察者在觀測那一瞬間，決定了粒子的樣態和位置。人要是用找碴的眼睛去看，那這個世界還真的會「錯誤百出」，簡直沒一處好。另一個壞處是想著他人的弱、想著他人的壞，自己還容易驕傲起來，好像大家都很差，只有自己好棒棒。驕矜必敗，不得不慎。

◎絕不緊抓著怨毒不放

一種花一種味道，一種人一種意思，別人不順你意，這是每天都會發生的事情。因為我們住在世界花園裡嘛！要是玫瑰花聞起來有薰衣草的味道，那才奇怪吧！因為別人不照你意思，而產生怨懟之心，緊抓著怨毒不放，那你是在毒害自己。討厭別人，然後給自己喝毒，哈囉，你還好嗎？

無形的怨毒，毒性更勝蛇蠍，而且它還是慢性之毒。靈性中毒，最終只能靠慈悲心來解毒，那個過程可能有點漫長、有點複雜。所以，預防做在前頭比較省事，「我珍愛我自己，我不怨恨你」。遇上了，記得默念這句避毒心語。

◎絕不把自家牛該揹的移到別家犛牛身上

以前是能者多勞，現在是能者多過勞？且慢，能工作是福，要是兩手一攤，把「福」都攤給了旁人？會不會太過大方。

再說一次，腦力、肌力、能力、體力乃至於智力和推理能力，都是用進廢退的喔！千萬別輕易送出去。要自己牢牢地掌握起來、練起來才好。

◎絕不讓剛學習到的新知成為助燃我執的柴薪

都說活到老學到老，但若老氣橫秋地自以為是，倒不如一開始就沒學。得到珍貴的智慧資糧，反倒拿著這些去指責他人愚蠢，這樣是不可以的。學佛學到猴，不可以就是不可以。

大智慧令人心寬，對人也會是很寬容的。小聰明窄人心眼，對人是很不客氣的。學到的是大智慧還是小聰明，要能分辨清楚。小聰明常跟這些混在一起：自我膨脹、自以為是、愛講諷刺語、急躁衝動、吝嗇小氣、磨磨蹭蹭、喜推託、拒人千里、好責怪、愛計較又愛比較。與大智慧陣營的同盟有：替人著想、換位思考、話語良善誠懇、寬容大度、大方無私、沒有藉口、勇於承擔、正直善良、容易感恩、氣質好涵養佳。選對邊，盡享福澤無際無邊。

幸福手抄

我以愛祝福世界、祝福鄰居、祝福家人、祝福自己。我看一切越來越順眼、越來越可愛，也越來越有趣。我相信自己擁有轉化的力量，我將一個又一個良善的念頭投入集體意識大水池中，堅定地、源源不斷地。甘露一滴一味涼，一滴洗鉛華，天下地上清新自然的本色，皆向我顯化出來。

03 愛人與被愛，自產幸福荷爾蒙的關鍵三個字

那就是「謝謝你」。能讓人感到快樂、幸福洋溢，又幫你對抗氧化壓力、預防早衰的幸福荷爾蒙有很多種，催產素（Oxytocin）即為其一。它在母親撫育幼兒時產生，也在你一個擁抱，去愛人和被愛時湧現。

想要召喚這種荷爾蒙出來的咒語很簡單，簡單三個字謝謝你，或縮減至兩個字，謝謝、感謝、多謝，或是擴增至六個字，真是多謝你啦，用英文3Q，用日文阿里嘎多（ありがとう），若用藏文來講那就是圖接切（thuk-je-che）。

比消炎止痛藥還好用，我最推薦的天然解方

善於感謝、對世界保持善意、觀看催淚暖心影片、煉化慈悲心很認真的人，大抵上催產素

都能分泌得很豐沛。有分泌有差，差在哪？你會比一般人擁有更健壯的心血管系統，新陳代謝一級棒，不至於動不動發胖，還有體內那些過度的發炎反應也會被阻止，並且身心很容易進入放鬆狀態。萬一不小心受了傷，催產素還有減低疼痛感的妙用。其它像是心情好，人不老，抗壓力更強這些，也都是人體自然釋放催產素之後能收到的好處。

多想你的幸福，少想你的不足，多講你的感謝，少講你的抱怨。用這樣子的方式來開啟幸福人生，勝算非常大。關於「謝謝」的三個進階小技巧，接下來告訴你。

◎感恩食物，先聞再吃

我特別欣賞基督徒的餐前禱告，謝天謝上帝不說，有些人連準備食材、烹調的人、請客的人都一塊兒謝進去，這真是很好的習慣。想要攝取到更多來自天然食材的正向能量，不一定非得買什麼特別昂貴的蔬菜水果，最好最快的方法就是去感謝它。

抱著感恩、愉快的心情用餐，吃之前先把美味的香氣吸進來，如此，你的吸收、消化、代謝都會更加順暢。謝謝每一粒米、謝謝每一杯茶、謝謝土地生養萬物、謝謝耕種運送以及烹調的人，有很多可以謝的。今天用餐時，不妨試著練習看看吧！吃飯的時候心情好，連帶消化代謝都會更好。

◎睡前感恩三件事，轉化能量場

不用看任何研究報告你都能直觀地知道，笑著睡跟哭著睡、怨著睡，哪一種比較好睡。當然是心情美麗、心情放鬆那才是香甜睡眠的助緣啊！反正討厭的人討厭的事太陽底下從來都不會少，隨便它啦，用不著也不值得顧念。用盡力氣去怨恨你的怨恨，很會助長嗔恨心。按照西藏醫藥學的理論，留嗔毒在身體裡，會影響到一股名為「赤巴」（藏文 Tripa）的生命能量運作。晚上睡前若還在床上生氣氣，想著白天人家哪裡對不起你，就好像自己在製毒、自己在毒害自己，千萬別這樣惡整自己。

每天睡前改想三件今天發生在自己身上的好事情、好機遇、好笑的對話、好可愛的狗狗貓貓被你看到……務必連三好，三表示多的意思，常常練習這個，多福多壽好運多多。

◎謝你的仇敵，沒他還真不行

西藏雪域有一種很特別的煉心法，那就是對宿敵、仇敵、傷害自己的人，去謝謝他們，視他們為吉祥如意的珍寶。不好的事情發生了，表示惡緣惡業正在逐漸了結，這其實是好事情。又或者自己生病了，表示自己照顧自己的方法需與時俱進、要更好地去適應環境，人被疾病提醒了要修正要進化，這同樣也是好事情。

怨仇敵不能解決問題，但謝仇敵可以！因為你在謝仇敵的這個過程中，慈悲心就升起來了，你會變得比較能看清楚前因後果、比較能去理解真相，心靜了、眼看清了，很容易能找到解決方法。慈悲心是一顆幫你除去障礙、迷障的清明之心，它之所以有療癒力，這是原因之一。

當你的左臉被愛妻呼了一巴掌，你上前擁抱她，問她，「右臉也要嗎？」很可能她就噗哧一聲笑出來。像這樣一笑泯恩仇，多多謝、多多笑，把幸福荷爾蒙催出來，你自己就能辦到。無關處境有多艱難，會謝、會笑，那就什麼都不難。

幸福手抄

感謝把國事雜事天下事通通扔給我的老闆，幫我開啟多項新技能值。感謝不講兩句嘴就不爽的碎嘴之人，陪我鍛煉忍辱和定力。感謝家人指使我做東做西做南做北，什麼事都叫我做我覺得我好重要我好棒棒！感謝離開我的這個人和那個人，教我深刻體驗到無常最是尋常。

04 打通左右氣脈，讓生命能量流通無礙

一個正在修行的高人，你可能會看到他盤著腿、挺著脊椎坐著一動也不動。坐著不動在幹嘛？肯定不是在打瞌睡。他可能透過觀想在調整他的腦波，也可能為了清除阻礙和濁氣，在練習他的呼吸。

呼吸不是大家天生都會，這還需要練？要的！如果你到現在還能維持跟嬰兒時期一樣自然而然、深又長的腹式呼吸，那你算是萬中選一渾然天成的奇葩，或許就可以不用練。但如果你跟我一樣，緊張的時候會憋氣、興奮的時候會呼吸急促、鬱悶的時候會長吁短嘆……那麼，以下這個古老的藏傳呼吸法，能很好地幫我們調整身心靈狀態，幫我們打通左脈和右脈，促進整體循環，包含血液循環、氣的循環和生命能量的循環。

左脈又稱為月脈，右脈也被叫做日脈，日、月都打通，合起來就是一個「明」字。好好練會這個呼吸，常保智慧清明、不受心毒殘害。

根據藏醫藥學，生命能量流貫於經脈中，細分人體內的經脈，多達七萬兩千條，經脈網絡交織成為「精微身」，所有調節生命能量的治療法，都是實施在這個精微身的各個調節點上。而精微身中最重要的大脈有三條，包含隆能量運行的中脈，赤巴能量運行於其中的右脈，培根能量運行於其中的左脈，而三條大脈交會之處即為大家耳熟能詳的脈輪。從藏人角度來看中醫，中醫的針灸常有奇效，三百六十一個腧穴施針施灸的那些調節點，正是作用在我們說的這個精微身上面。左右氣脈的概念可能你第一次接觸，能不能理解都無妨，關鍵是把下面打通氣脈的方法學起來，利用此法調控風息，對於阻礙生命能量運行而衍生出的八萬四千種病，可收全盤預防之效。

順帶一提，對於許多雪域靈修者來說，這款呼吸法是很重要的基礎，有淨化和啟動的好處。他們往往會一練再練，一段時間後，才會循序漸進，繼續去練那些需要師父面對面親授的高級功法。最終，達到至高無上的喜悅之境，那是一種非常非常快樂的感覺，比中樂透還開心。出家人練呼吸主要目的為開悟，去悟到空性，而身體健康，只是附帶的好處。事實上，人若想要把自己的潛能完全發揮出來，悟到什麼、創造什麼，或是做一些好事情，最基礎最基本，有一個好用的身軀、暢通的能量渠道，那將會非常有利。打通左右氣脈的方法，下面告訴你：

步驟一：左手拇指按壓無名指根部的「止火點」，握拳，放置右胸肋骨下方。（圖1）

步驟二：右手食指按壓左鼻孔。（圖2）

步驟三：慢慢吸氣，觀想氣往頂輪走，持續納氣循序往眉間、喉嚨、心窩、肚臍，下壓至海底輪，憋氣五至七秒。

步驟四：慢慢從鼻孔吐氣，觀想濁氣從海底輪自鼻孔排出。

如此反覆練習七次或二十一次。左邊做完換壓右鼻孔，用同樣的方法，再做七或二十一次，左手姿勢維持不變，依舊握拳放置右胸肋骨下方。（圖3）

頂輪位於頭頂，海底輪位置介於肛門與生殖器之間。吸氣時，臀部提肛向內側夾緊，也就是武俠小說中的「鎖二陰」。自己像一顆氣球慢慢充飽，但下面最好別有破口，否則剛吸進來的氣就又洩出去了。吐氣時，二陰持續鎖住，濁氣、病氣統一由鼻孔排除。觀想祕訣：吸氣時觀想一道療癒白光進入身體，照亮你每個部位、每個細胞。吐氣時觀想身體裡所有的病氣、穢氣、濁氣，通通排出體外。上述步驟若有不清楚的地方，請上網搜尋「大手印左右氣脈打通

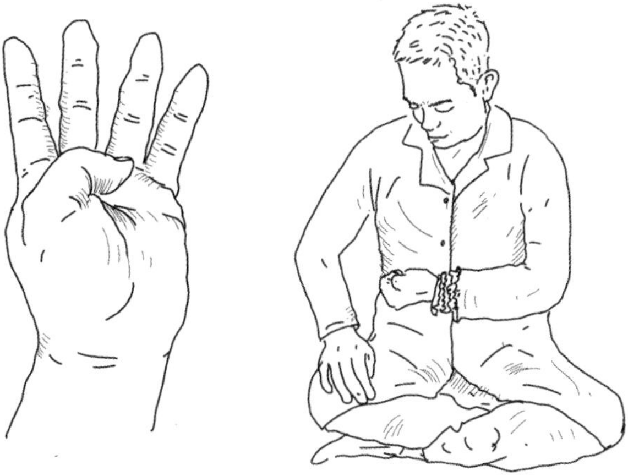

圖 1

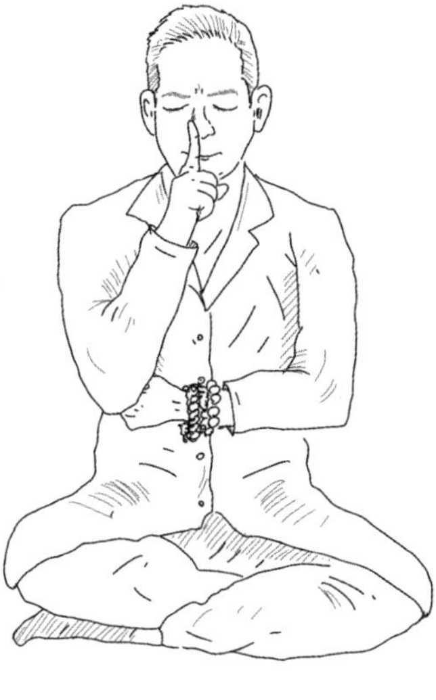

圖 3

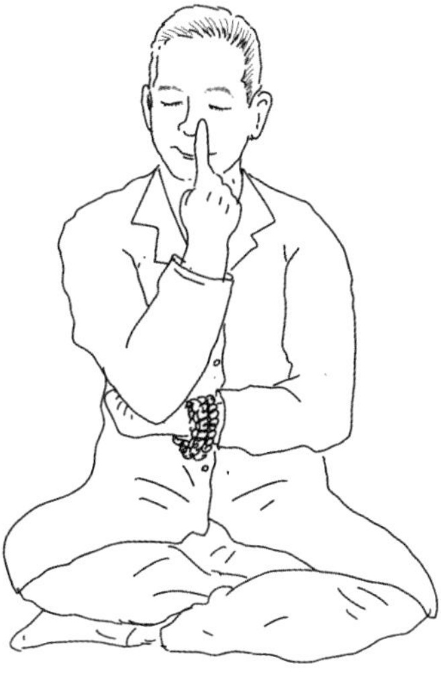

圖 2

法」、「洛桑保健室」，或掃描 QR Code。我上傳了兩支教學影片，可以跟著練。

看看洛桑加參醫師怎麼做「大手印左右氣脈打通法」，影片更清楚！

幸福手抄

我感謝我此時此刻還在呼吸，感謝光的療癒和淨化，讓我擁有一個嶄新耐用的好身體。我感到十分舒服、煥然一新。

05 干擾睡眠的是這個心毒，淨心一夜好眠

讓人睡不著、睡不熟、睡睡醒醒的原因百百種，比方說時差、日夜輪班工作、吃太晚又吃太飽、夜尿頻繁、空氣不流通、藥物干擾、荷爾蒙分泌轉變、隔壁老王太吵、月亮太亮等等等等。找到原因，因事制宜一樣一樣去解決它，就等著沾床秒睡做好夢。人若睡得深，對於自我修復和再生大大有益，很多退化性疾病都不會發生。

前面講的幾種失眠原因，都滿容易找出來的。而深藏於心靈中的無明，你不去深挖它，也許就給忽略了。這篇來講一個西藏心靈療癒的部分，這塊西醫中醫比較少觸及到，想要更好地預防失眠，這個心毒，你最好能認出它。

房間不乾淨你會打噴嚏，心靈不夠淨你會容易生氣氣

西藏醫藥學、佛教醫學解釋人之所以會不健康的內因，是這樣說的：諸多疾病起源於靈性上的無明，本該像鏡子一般澄澈明亮的心，因灰塵、雜染的蒙蔽，使人誤解誤判看不清實相，由於不了解、不清楚、不明白，進而升起了貪嗔癡三種有毒的心性，而這三種心性會影響人體內的命氣流通，造成生命能量的失衡，並衍生出八萬四千種病。看到八萬四不要嚇一跳，不是真的有這麼多種病，八萬四是指「很多很多」的意思。

而其中，對睡眠影響甚鉅的是「嗔」，生氣、心中有怨、看不慣、對某人懷著強烈敵意、對整個世界翻白眼……各種形式的嗔毒積存在體內的時間越長，身心靈劣化得越厲害，輕則消化不良、睡不好，重則更難纏的疾病顯化出來。因此我時刻提醒自己，「傻子才生氣（Angry Stupid）」。每當我被憤怒綁架的時候，我都會跟自己說這句。

事實上，生氣還真的會讓人變笨耶！因為被怒火蒙蔽的關係，看什麼都討厭。來幫你的，都能被你看成來害你的。若走到這一步，那連寶貴的思維力、洞察力都被你「自廢武功」，心腦不好使，不只身體不會很舒服，做起事來也會卡卡不順。人的身心靈是連動的，外境與內境緊密相關，一把嗔火燒起來，最怕過去累積的福澤瞬間灰飛煙滅。

實在不值得為了他人之惡，去吃任何一顆藥

我認識一個白手起家至今身價上億的阿姨，投資技巧簡直神乎其技，然而，她在四十多歲時誤信友人，一、兩千萬丟到水裡。不對！據她的說法，「錢丟到水裡都還有聲音，騙錢的友人落跑卻是無聲無息。找不到人，討不回來。」白天想到就傷心、夜裡想起就氣得牙癢癢的，從此沒吃安眠藥便無法入睡，這藥，一吃就是二十多年。其實她運動方面特別厲害，身體素質很好，原本都是沾床秒睡的。就因為一個嗔卡在那邊，不吃藥晚上就只能在床上翻來覆去「煎魚」。

因為別人做的這些鳥事，自己氣到晚上睡不著，吃了那麼多年安眠藥，划算嗎？一點都不值得！你在那邊氣噗噗，那使壞的人說不定還在哪處逍遙咧，想著想著，又更生氣了。

「他人之惡，不上我心」這是我們家的傳家寶，也是用來化解嗔毒最有效的心靈處方之一。你先收著放口袋，需要解毒、淨化的時候拿出來寫一寫、念一念、想一想，心魔很快會退去。保平安啊！保好睡啊！安眠鎮靜藥物省起來，幫全民健保省省，自他兩利。

任何人都會生氣，有時我也會。但遇到了、氣上了，最好能有「啊！Angry Stupid（傻子才生氣）」，我又給自己喝毒藥了，不行不行，氣到晚上睡不好可虧大了」這樣的自覺。幫自己馬上淨化、解毒。

接著透過後設認知（Metacognition 或譯為元認知），人還可以開智慧。意思是你有意識地去覺察你的思考途徑（Thinking Process），用理智去思考你的思考，「天啊，我又發怒了」、「這令我生氣，原來我不喜歡我自己這個樣子」、「這不該啊！憑什麼笨是他在笨，氣是我在氣」、「其實也沒什麼大不了的，這邊改改就成了，沒必要生氣」、「我居然會為了這個很生氣，這裡應該是我的弱點，找時間補強補強」、「有敵意幹嘛，不戰而勝豈不是更帥？」、「我最近怎麼脾氣這麼差，應該是太累了，立刻來安排休假」、「對方不能理解我也是很正常，我是深海大王魷，他是古井跳跳蛙，根本就游不到一塊兒咩」……。

在印度跟西藏，完全不會生氣的出家人，大抵都已經在天上了。而還在修行的，熄滅嗔心靠的就是「覺察」加「轉化」。一再去鍛煉自己的思維力，讓自己離「不起嗔心」的境地一步步靠近。人因無明無知而生氣，卻可以因為生氣後的思辨，讓自己變得「有知」，這是累積知識、開啟智慧的方法，願你我都能越來越清明。

幸福手抄

我隨順生命中的無常，歡喜面對無理之人，心裡清楚對方之所以沒有禮貌乃是出於無法理解。一方面我諒解他的無知，一方面我持續運用思維力、學習力使自己有知。白天清明、晚上好睡，無厭亦無嗔。

06 先把自己照顧好，身邊的人也會跟著幸福

一個人最大的不幸，就是不愛自己。這邊說的愛自己，跟自私沒有關係，反而是更積極的利他。在西藏，教導群眾煉心的老師們，總不厭其煩提醒：「『慈心』需要經常澆灌呵護、要培養！」而這句話真正的意義在於，愛護他人的同時，也要愛護自己，或是愛惜自己的同時，也要愛惜他人。這是一種為人升起喜悅、快樂的能力，而這個「人」，同時包含他人和自己。

不願家人擔心的良善心意，回過頭幫到自己

田婆婆餵雞時不慎摔傷了手，心想兒女兒媳開店很忙，就很果斷很獨立自己去醫院把手喬好，每天還很注意顧好自己的手，等康復了才跟晚輩說。對了，身為醫師，看過這麼多的病人，我發現早日康復有一個小撇步，就是患者本人有強烈的意願，希望自己趕快好起來。如果

患者真的打從心裡這樣想，在行動上會配合治療、在生活上會遵從醫囑，復原的速度就真的會很理想。我認為田婆婆很有智慧，很懂得把自己照顧好，身邊的人也會跟著幸福的道理。

再來看另一個前往鄰居家嚼舌根路上不小心摔斷腿的吳婆婆，被好心人送去了醫院。躺在病床上，她也決定好好「愛自己」。認為「難得住院」，所有人都應該以她為中心，否則就是不孝、不負責、薄情寡義。每天在那邊計算誰誰誰來關心她幾次、醫師護士有沒有認真、看護有沒有用心。你管人家有沒有認真用心，算誰來幾次又能怎樣，還不如算對吃藥時間，把力氣花在觀察看護有沒有偷懶，還不如自己積極配合復健，關鍵是自己能不能快快好起來吧！

放錯重點，復原進程緩慢，一拖再拖三拖，不僅拖累自己，連身邊的人也跟著要被耗在那裡。女兒來探望，「哼，我財產不會分給妳，妳休想」，兒子來照料，「你就是貪圖家產才來的。盼我早點死吧！」搞得兒女來也不是、不來也不是，進退兩難還很尷尬。吳婆婆誤會大了，以為住院越久越好，醫療保險能用回本，健保費也才不算白繳。殊不知，我們真正要賺到的，是健康、是自由。多住幾天院、多拿一些藥，都不是賺到。

開心訂旅館床位，好過把錢花在醫院病床上

去埋怨他人，這是不愛自己。大小事都要看不慣，這是在虐待自己。愛生氣、愛計較、愛胡言亂語，都是在給自己喝毒藥。離身心靈平衡、離健康狀態，只會越來越遠而已。為人父母，最厲害就是把自己照顧好，懷著「不想麻煩子女」的心意，認真做健康管理，關注養生知識，把自己顧得好好的，不但自己免受病痛折磨，連帶子女也能省下很多照護的時間、心力和金錢。省下這些能幹嘛？和有情人做快樂事，可以去旅遊、可以去實現初衷、可以去造福社會、可以去培育後代……有很多好事情可以做耶。而成就這一切美好的善苗，就是當初那個不想麻煩子女的體貼心意。

永遠記得，先把自己照顧好，讓自己真正開心、快樂起來，這樣，在你身邊的人，也能獲得相當踏實、相當高質感的幸福。

幸福手抄

我願意為我的親友、我的孩子，好好示範一次如何珍惜生命與珍愛自己。我寵愛我的身體，我給它充分的營養和休息。我看重我的頭腦，我讓它只想著有意義的好事情。我珍視我的心靈，我從未忘記我曾經答應過它，我會天天開心。

07 什麼叫沒用！你只要會呼吸，那都很有用

「生老病死」它們是八苦中的四苦。因為這四個字經常連在一起，以至於許多人誤以為這四個狀態會照時間順序來，其實按時間循環的可以只有「生老死」三樣，「病」不一定要發生。若以佛教哲學來看，死亡其實也不是終極的結束，而是會接回去生，形成一個閉鎖的圓圈，「輪迴（Reincarnation）」的概念。至於怎麼個輪法，如果你有興趣，可以上網搜尋一張名為〈生死之輪〉的西藏唐卡，這是我目前看過最直白卻又相當詳盡的輪迴圖解。

人擁有老來無病、活到老健康到老的潛能

「死」之前不一定接的是「病」。我家鄉就有很多健康的高齡師父，口齒比我清晰，連做大禮拜動作都比我敏捷。我們學養生、研究預防醫學，就是希望有越來越多人能走上健康衰老

（Healthy Aging）這條路，比較自然的這條，而非相對辛苦，病逝的那條。

這有可能嗎？怎麼不可能。如同花開花謝、草木零落，在自然界中，真正染病凋零的花草樹木，所占的比例其實很低。當然不幸被「植物殺手」帶回城市裡沒養好養死的，那因病枯萎的比例就會來得高一些。

開啟洞察真相的智慧吧！你會更清楚地觀察到，「生病的不一定都是老人，也不是所有老人都會生病。」是病還是福？人心裡面對老的看法，很大一部分決定了自己老後生活的走向。無論如何，從現在開始請儘量往好的那方面去想、往健康那方面去想，別往病的那方面去想。尤其是疑神疑鬼，被確診出某某病還好開心，這就有些顛倒了。

超越基因限制，自己的人生劇本自己安排

不能生怪鄰居、不健康怪祖先，不經訓練的人心，在不如意時，常不自覺會去找替罪羔羊來揹黑鍋。如此這般幫自己脫罪，除了暫時心情上好過一點，並沒有任何實質益處。怪遺傳不好、怪基因不好，滿腦子都是不好不好，那還真的好不起來。碰到任何狀況，請開始練習別責怪他人，為什麼要練這個？你先不抱怨不責怪，不用這些妄念和障礙遮住自己的雙眼，慧眼能

打開，你將會看到希望和方法。

以現今最先進的遺傳學來說，透過情緒管理、心念轉化、飲食調整、睡眠優化等等從心態上、從生活習慣上、從心靈維度升級上去改良自己，你可以讓你的細胞以一種更好的方式再生、超越傳統基因侷限。這並非癡人說夢。臺灣農業科技很先進，我們就以這個為例，你隨便去找一種經過品種改良後抗病力更優異的農產品，你會發現整個菜市場滿滿都是這樣的「資優生」，這些植物們早已突破了前幾代的基因限制，變得產量更多且更能適應環境。同樣的意思，三十年前無解的「絕症」，到了今天，很可能只是「小菜一碟」，拿著健保卡到醫院，甚至不用額外花太多錢，就能輕鬆解決。

與其把頭腦花在怎樣脫罪、怎樣去怪罪他人，不如把心思放在如何改良、如何優化、如何精進，改一改思考途徑，縱使以往有再多惡習、遺傳多麼不好，你也很有可能「跳過疾病」，往優雅慢老的路上走去。

不生病、呼吸著、快樂著，那你活著的每一天，都是賺到！

老來是寶，不管活到幾歲，你都是很有用的

在西藏，老人是很珍貴的，他們是經驗的寶庫、幫大家開智慧的導師，因此備受禮遇，我們都很珍惜跟老人家說說話的機會。反觀在臺灣，我常常會聽到，「唉，我老了，沒用囉」、「你這沒出息的傢伙，一點用都沒有」、「只會花錢，都沒有賺錢，我真是沒用」……，關於有沒有用這個問題，太陽底下每天都被提起，被人家這樣罵，有人會自信心低落、自責，也有人總喜歡拿著這幾句來罵人。如果你遇上了，那正好藉機來練練「情緒管理」與「心念轉化」，累積自己老後不生病的本錢，並提升自己轉病為福的功力。

遇到人家說你沒用，男性常常是特別氣憤，這時候你心裡可以這樣想：「我有沒有用，關你屁事」。優雅一點的，「他人之惡，不上我心。」自然一點的，「森林裡那棵歪歪的樹，還不是因為樵夫以為它『沒用』，所以沒砍，所以才變成千年神木的呀！」說到樹，大家都知道，人靠氧氣活的，樹是靠二氧化碳活的，正好相反，你排樹吸、樹排你吸，全天下生命都是這樣子互相依存的。所以啊，別老認為自己沒用，你光是站在樹下呼吸幾口，對樹木來說，那都很有用。

同樣的道理，你賺我花、我賺你花，錢水才會流通嘛！貨幣的英文叫「Currency」，而水

流、潮流、電流這些以流動為特性的都叫做「Current」，字首都是一樣的。有人賺、有人花、有進有出，這樣不是很符合自然規則嗎？若因為賺錢花錢這種事，去指責他人或者自責，那也是沒有必要的事情。

幸福手抄

我無須向任何人證明我自己，我的存在本身就是美好而完整的。我可以優化基因表現，我可以用更好的方式讓細胞再生，我拿回我的力量，我自由自在呼吸，我享受著生命裡的豐盛。

08 亂世求生好好活著，心靈緊急防災包先準備好

當星星走到了「如果這不是亂世，那什麼才是亂世」的位置時，希望你早已為自己準備好了緊急防災包，能從容面對突如其來的一切。專門應付微不安、微焦慮、微緊張的四帖安心處方箋，現在交給你：

◎亂中有序，先做自己能做的

藏地有句名言，翻譯過來大概是這樣：「能解決的事，何必擔心？不能解決的事，你擔心也沒用啦。」那什麼才有用？在日後能顯出大用處的，往往正是現在你所能做的事情。

「現在」（Present）是最重要的一個時序。它同時也是時間之神給我們的一個餽贈、一份禮物。英文的「Present」，同時也有禮物的含意。在混亂中找到秩序的方法，就是去做好「現在」能做的事，做你能做、你該做的，把你喜歡的通通種進土裡、埋下因，接下來，等花開就

可以。

◎滾動式調整作法，喵著適應無常

當你在睡覺的時候，自然而然會「滾動式」調整睡姿，讓自己睡得更舒服還不生褥瘡。而在床上自動翻身的這種功力，在你醒著的時候，其實也很需要。保持心態上的開放性與彈性，滾動式調整作法以獲得更有勝算的活法，宛如貓咪一般。這樣就很好。

都說貓是水做的，放進哪個容器就變成哪種形狀。因為貓咪筋骨夠軟啊！在水槽、在盒子、在臉盆裡，那都是沒問題的。在荒郊野嶺，在好人家裡，貓咪都能活得好好的。很能適應。身軀的柔軟度與心靈的柔軟度間，存在著微妙連繫。因此自古而今修行者常常透過訓練筋骨來調伏自心的頑固與僵化。這確實是可行的！當你自覺頑固、守舊、不願改變的毛病又犯了，不妨去練瑜伽、練皮拉提斯，好好拉筋伸展一番，同時也能讓你的心舒展開來，變得更能接受新事物。

◎不安的海綿越吸越胖，以行動制伏焦慮

微不安、微焦慮、微緊張……誰不會呢？我也有這樣的時刻。但若放任這樣一顆不安的心

不去管它，它很能吸耶，搞不好把你的我的他的什麼負面情緒通通吸進來，心情越搞越複雜，那就不好處理。

不管你坐著想，還是躺著想，怎麼想都難以脫離焦慮的時候，「動起來」是最快阻止不安海綿繼續發胖的方法。因為大腦設計就是這樣，想的時候讓人焦慮萬分，原本是要讓你做出周全計畫的，但現代人最麻煩就是頭腦太聰明、受外界刺激太多，所以也常常會有想太多的毛病。

本來要解決的問題本身並不難，但如果你讓「想太多」也成為問題之一，那狀況就會變得棘手。焦慮怪獸最怕是實際採取行動、邊做邊修正的你。只要你動起來，牠就沒戲唱。偷偷講一個小祕訣，動起來也包含「走路」。快走可以、散步也可以，連漫步都可以，面著陽光往前走，黑暗就被拋在後頭。

◎不安定的時代並不可怕，無知無明才可怕

「世界上唯一不變的真理，就是世上沒有恆常不變的真理。」每次我的哲學家朋友講這樣，我都很想打他。「無常最是尋常」不就完了，講這麼繞口是有比較厲害膩？

變動，是每天每時每刻都發生在我們身上的事。包含你身體裡最小的一個小小細胞，也都會歷經代謝與更新。人身如此，自然界又如何？火會燒會跳動，水會流動，就連風也是吹來吹

去的。地元素最有趣，看似一動也不動，但其實地貌也不斷在改變喔。

能變動代表是活的。既然是活的，那根本不需要太過擔心，肯定有活路。與其無知坐以待斃，不如主動求知。畢竟，不是每天都能遇到好人把大餅掛在你脖子上嘛。感謝自己的學習能力還在，感謝自己能一次次找出重生的方法。浴火重生的鳳凰燒掉的是怯懦，煉化出來的是金剛心。想要變成這麼厲害，沒經歷過一點亂，那還真不行。

幸福手抄

不管活到幾歲我都能持續學習。我打開心胸、展開雙臂迎接來到我身邊的新課題。帶著玩心、好奇心與上進心，鍛煉心智、砥礪靈性、完成體驗，再幫自己升一個維度。

09

藏傳瑜伽，長壽筋保健改善肩頸痠痛

最古老的瑜伽發源於印度，後來傳入西藏，成為修行者鍛煉身心靈的輔助法之一。身心靈三者互相連動互相影響，因此煉心，不一定只能坐在那邊好好想一想，還可透過一些動作，幫助自己開悟、去除障礙、促進生命能量流動。同樣的，在很多身體動作操作上，比如本章的第四篇〈打通左右氣脈〉，你一邊做動作一邊加入觀想，那也是事半功倍的好事情。比光是比畫動作，更能達到恢復健康平衡的目的。

做個有彈性的人，身心靈更有活力

很有趣的一個現象不知你是否曾注意到？小朋友在思考上往往比大人還要來得有彈性，有很多天馬行空的創意，限制性思維非常少。孩子們各個身段柔軟，肌筋膜具有良好的延展性。

更稚嫩的嬰兒，他們甚至隨意彎個腰，都能吃到自己的腳腳。一方面也是因為腳短啦，但相較於其他年齡層，小娃娃的柔軟度確實是最好的！固執老人剛好又是另一個極端，這不要、那不好、很多的不可以，總是固執己見的老人家，執拗執著的點、莫名其妙的堅持特別多。僵化性思維套路展現在物質身體上，呈現出筋骨僵硬、從頭到腳多點痠痛的特性，不僅伸展幅度不如小兒，很多動作也都已經做不到位。

出現類似狀況請別擔心，思維能夠轉化，同樣身體柔軟度也可透過訓練恢復彈性。精妙的人體，有許多調節法能令自己維持健康、感覺舒服，並且預防疾病。最棒的是，不用靠別人，自己就能辦到。

以頭痛為例，吃止痛藥只是暫時阻斷痛感，並沒有真正「醫好頭」。假使頭痛起因於壓力沉重導致的肩頸僵硬，或由姿勢不良、睡眠不足所造成，那你跟著我來練習放鬆肌肉、調節神經的瑜伽動作，就是從根本上去解決病症。減少使用藥物，實質獲得促進循環的好處。改善駝背除了讓外觀更好看，就連關節都順便保養到了，一起來練練看。

一套四式，舒緩調節顧好長壽筋

這一週我們練習「鬆頸壓風池」、「交掌順頸項」、「環頸側回望」、「握拳旋肩胛」四式。透過這套動作來改善肩頸痠痛，以及因肌肉僵硬造成的頭痛，並且調節你的睡眠，順帶收到優化視力的好處。這套藏傳瑜伽適合各種程度與各個年齡層，早晚皆宜，站著坐著練都行。簡單到不行，舒緩和調節的效果又很棒，步驟分述如下：

◎第一式、鬆頸壓風池

步驟一：縮下顎、下巴內收。（圖4）

步驟二：雙掌張開包覆頭部，大拇指放在風池穴位置，由下而上按壓。（圖5）

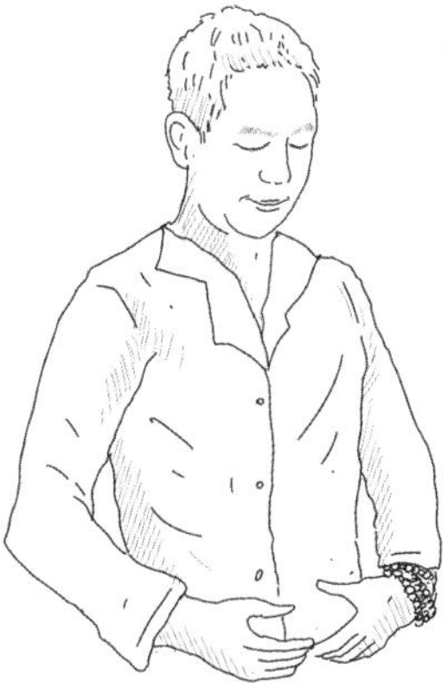

圖4

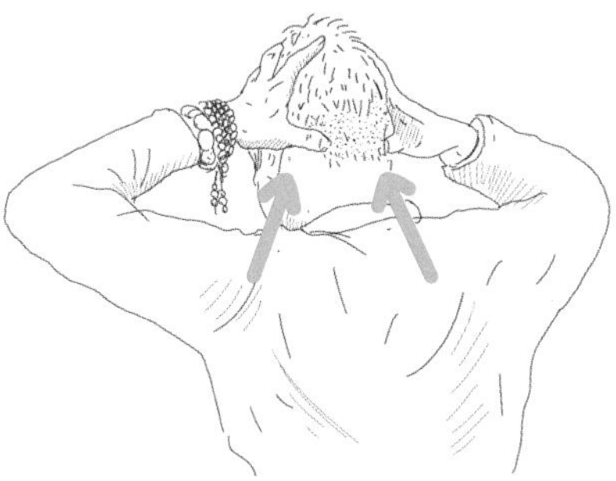

圖5

◎第二式、交掌順頸項

步驟一：雙掌交叉，左掌覆蓋右側頸，右掌覆蓋左側頸。（圖6）

步驟二：往兩側向外舒展。（圖7）

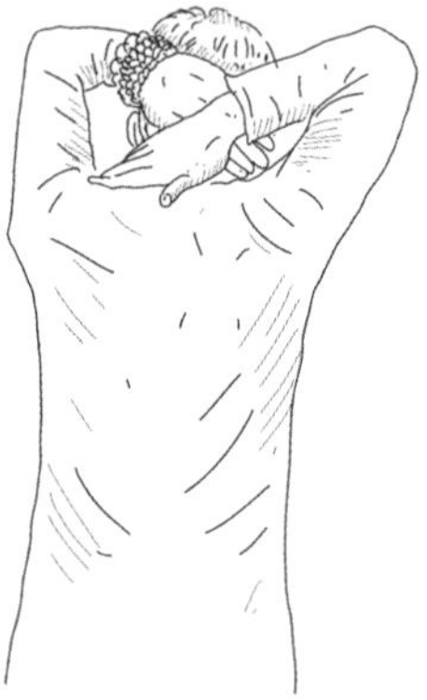

圖6

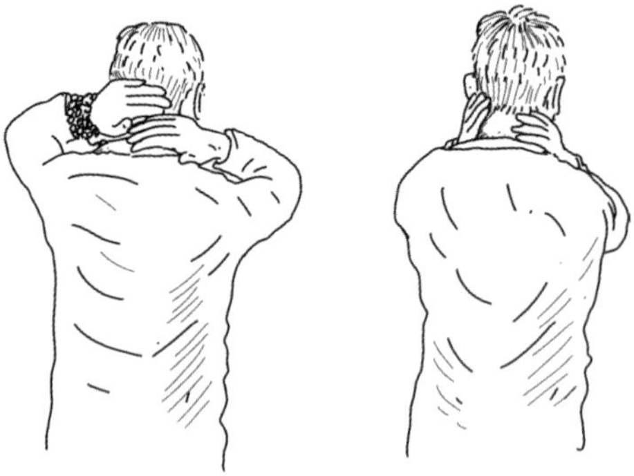

圖7

◎第三式、環頸側回望

步驟一：右手掌覆左側頸，低頭縮下巴，視線看向右下方。（圖8）

步驟二：由右下往左上、左後方回頭望，同時間右手掌順勢下拉。胸椎腰椎不動，只轉動頸椎部分。（圖9）

步驟三：左手掌覆右側頸，低頭縮下巴，視線看向左下方。（圖10）

步驟四：由左下往右上、右後方回頭望，左手掌順勢下拉。一樣胸椎腰椎不動，只轉頸椎。（圖11）

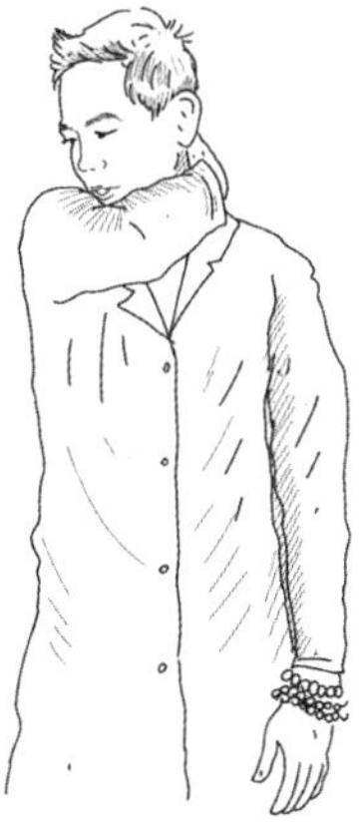

圖 8

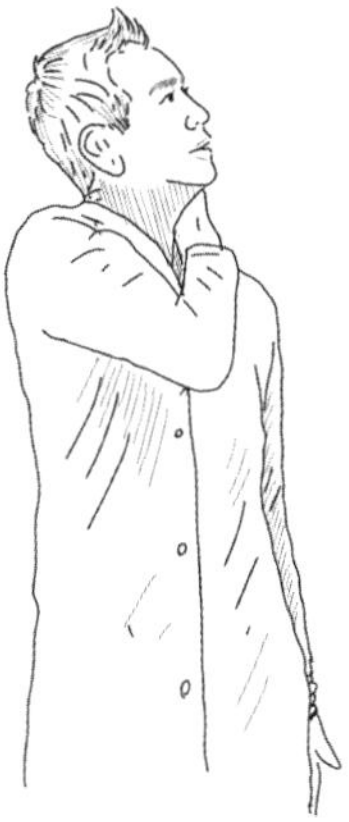

圖 9

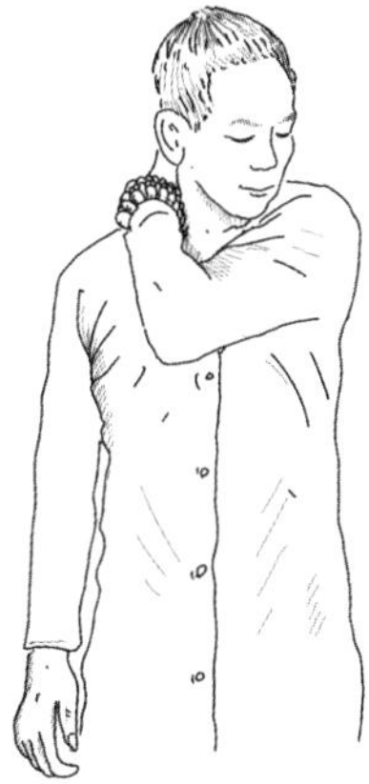

圖 10

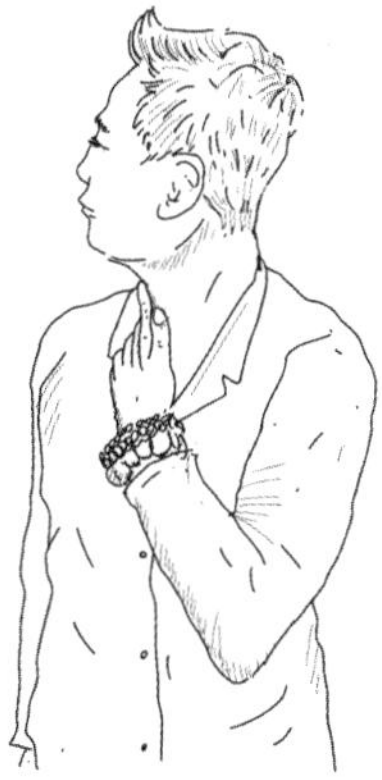

圖 11

◎第四式、握拳旋肩胛

步驟一：雙手握拳，呈L型兩臂相對。（圖12）

步驟二：以肩關節為轉動點，舉臂由前往後、往外、往下旋轉，畫成一個圓。（圖13）

步驟三：擴胸夾背拉伸，肩胛內收。（圖14）

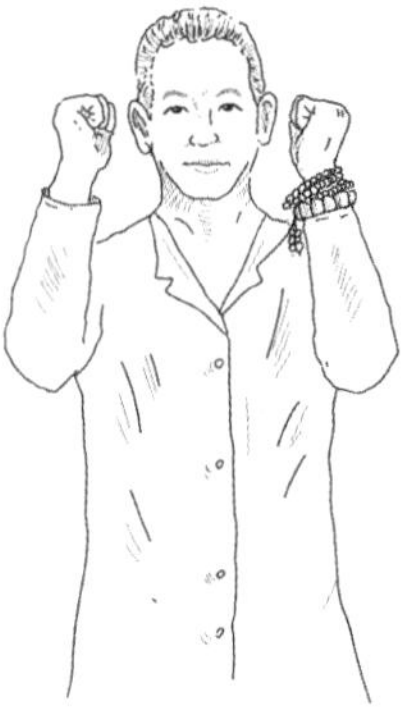

圖 12

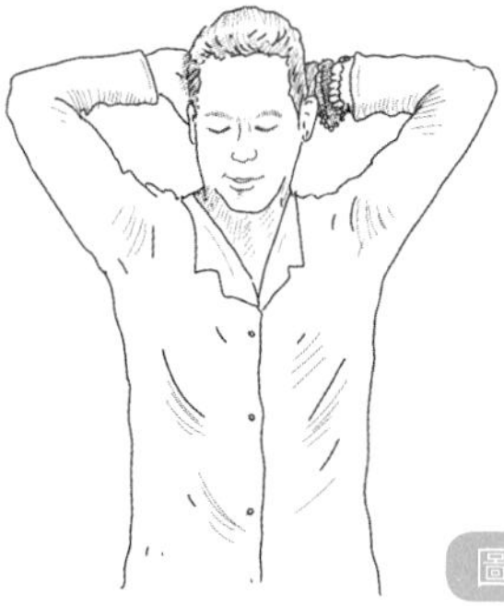

圖 13

依個人體能與時間，上述四式分別做七次或二十一次。現代人普遍存在睡眠問題，睡不著、睡不深、睡了又醒醒了又難再入眠……。造成的原因很多，所幸，也有很多非藥物的方法可以逐步改善。像是這套藏傳瑜伽，就有這樣的好處。當然，如果你已

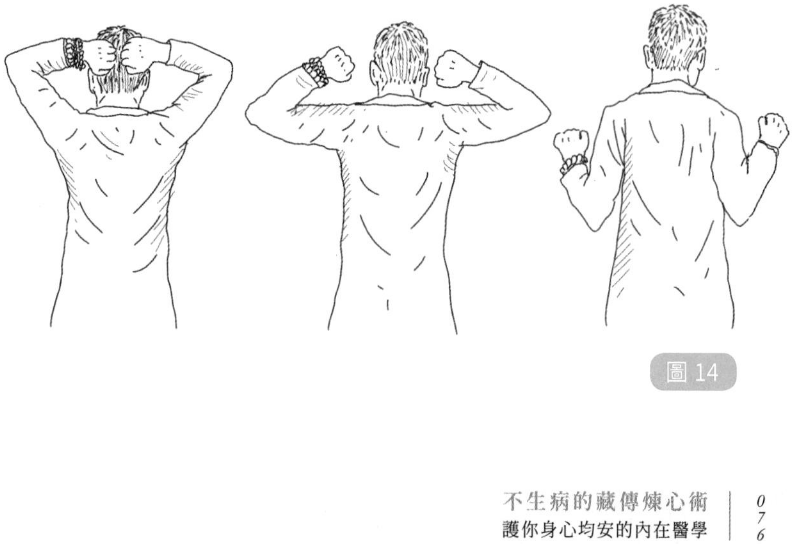

圖 14

經很會拉伸、放鬆超厲害，很有自己的一套並且晚上都睡得十分香甜，請繼續練你很會的那些。只要能提升身體柔韌性、靈活性和力量，且讓自己感覺舒服的，那都是好方法。各種方法，都能輪流練習。若有不解處，請上網搜尋「長壽筋保健」、「洛桑健身房」，或掃描 QR Code，觀看示範影片。

看看洛桑加參醫師怎麼做「長壽筋保健」，影片更清楚！

幸福手抄

我有能力去創造充滿彈性的身心靈狀態。我調整好我的身體，我放下執拗、打開心胸適應一切變動，我為我的生命迎來轉機和無限生機。

10 正念靜心揉肚，舒緩第二大腦睡更好

現在正處於一個前所未有、多數人交感神經極其亢奮的時代。看到另一半做了令自己一秒爆氣的荒唐行為、老闆三更半夜傳 LINE 來交代工作、電視新聞播出令人焦慮傷心的內容、親友同事幾句不中聽的渾話……日常生活中，我們有太多太多的機會接收到突如其來的精神刺激，使人幾乎分分秒秒處於警戒狀態。

互聯網快節奏下，心能靜的人將成為最終贏家

股神巴菲特曾表示，「我用屁股賺的錢，比我用腦袋賺的還多。」原來所謂「股神」，是屁股之神？沒有啦！我想大師要提醒大家的是，冷靜、坐穩啊！別隨風起舞殺進殺出。互聯網時代，每個人都更容易看到他人動態，看著看著，一不小心血壓就跟著高起來。

心靜不下來、壓力指數不斷向上攀升，人就急，跟別人急也跟自己急。情緒變化快到身體吃不消的狀況，在這個以快為主節奏的互聯網時代，特別常見。越來越多人動不動發脾氣、經常覺得焦躁心煩、時不時崩潰、精神緊張緊繃、心中懷著敵意恨意……種種看似無形的心緒，實實在在影響到有形的肌肉張力、擾亂循環。多數人交感神經偏盛、副交感神經偏弱，因而躁動不安；也有人是交感和副交感皆低迷，於是常感到很累、提不起勁。一旦身心失去平衡，連帶內分泌、免疫力、消化力、自癒力與細胞再生能力，都會亂了套，對整體健康影響甚鉅。

現代人很多疾病的產生，常常與「心靜不下來」有很大的關係。所以我在外演講、上節目時，最常推廣的就是靜心。教大家透過各種呼吸法、瑜伽動作或手印、吉祥的咒語，來達到靜心安身的目的。不只股神教我們要靜心穩住，國內外各大研究機構也發現不少靜心的益處，簡單總結一下，包含減輕心理壓力、改善由壓力引起的諸多不適症狀、降低血壓、預防動脈硬化、抑制癌細胞增生、減緩焦慮與抑鬱、改善失眠等等。幫自己做對一件事，可擋下千千萬萬種不適，若遇到這樣的好方法，當然要趕快挑起來做啊！下面教的這套「正念靜心揉肚功」，正屬於這類一招勝百招的好功法，透過安撫有「第二大腦」之稱的腸道神經系統（Enteric Nervous System），幫助靜心安眠。一起來練習看看。

◎正念靜心揉肚功

步驟一：雙掌摩擦生熱。（圖15）

步驟二：雙掌上下交疊，平放於肚臍上，採腹式呼吸慢慢吸飽氣。（圖16）

步驟三：憋住氣，順時鐘揉腹一至三圈，再慢慢吐氣。（圖17）

圖 15

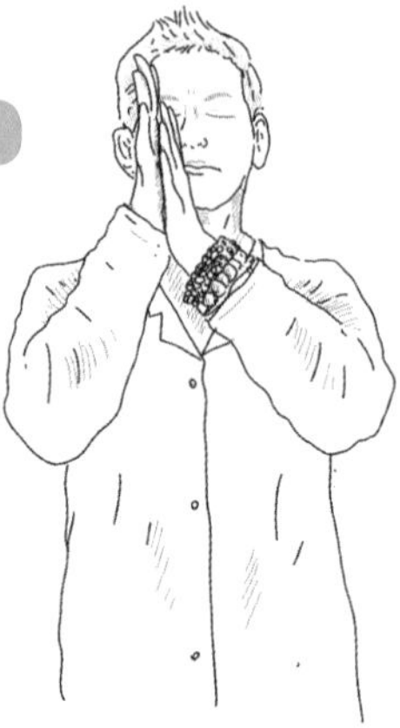

圖 16

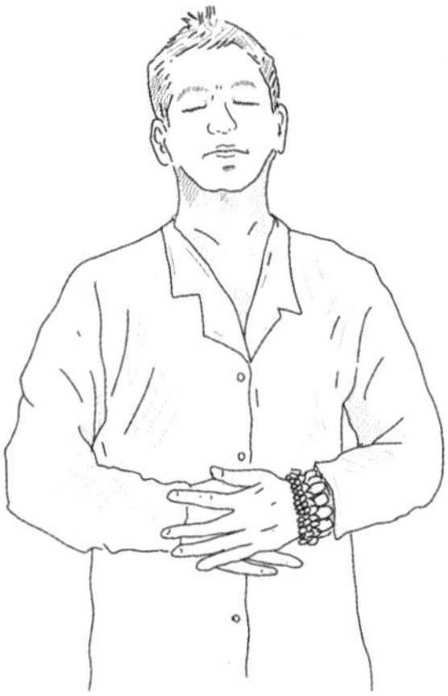

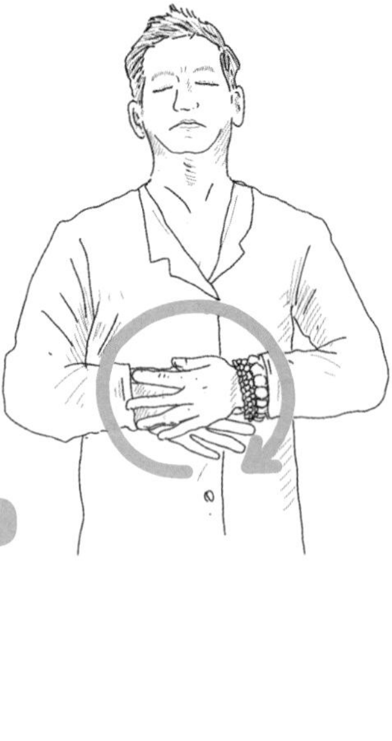

圖 17

進入下一個循環前，可約略停頓兩、三秒，再重複上述步驟。可連做七次、二十一次或八十一次。肺活量大的人，於憋氣後順時鐘揉三圈，肺活量較小的人，揉一圈、兩圈也行。這套功法坐著、站著、躺著，都能做，早中晚皆宜。想要更加熟睡，睡前躺在床上做滿八十一次最為理想。居家練習沒有外人時，手掌宜直接碰觸肚皮，中間沒有隔著一層衣服，效果更佳。「正念靜心揉肚功」能幫你快速地安定神經、提高副交感神經活性，對於促進深層睡眠尤其有益。

白天緊張煩躁、焦慮不安時，你坐著、站著，跟著我這樣一起揉一揉，也能讓不斷向上攀升的壓力指數降下來，在崩潰抓狂之前，幫自己踩踩煞車。學會踩煞車，很多憾事、日後會後悔的事，都不會發生。如果有好的陽光、美麗的大樹，在適當的土地上，你脫去鞋襪站在樹下揉肚，那更是極好的！在山水寶地、能量點練功，有了天地、大自然的加持，很快能把失衡的身心靈狀態，給校正回來。此外，若腸胃經常不適、腸躁、拉肚子或便祕，覺得肚子冷冷的人，也頗適合來練習這套正念呼吸揉肚功。動態示範影片請上網搜尋「正念靜心揉肚」、「洛桑保健室」，或掃描 QR Code。

看看洛桑加參醫師怎麼做「正念靜心揉肚」，影片更清楚！

幸福手抄

我感到平和安穩，我深愛著這樣陰與陽、地水火風空五元素皆平衡的自己。我在一呼一吸間回到當下，我讓手掌心的溫暖，通過腹部，傳遞給整個身軀。我將內心的快樂，顯化為一副健康的身體。

11

至少花八成功力關注幸福，讓它每天都來

「人生不如意十之八九」，衰運壞事鳥人每天都在路上走。遇上了，有人因此煩惱無窮盡，甚至還惱出病來，有人卻是快樂一重重，腳步輕盈，好像壞事碰到他都會自動彈開一樣，究竟差別在哪？差在數學的乘法上面。

客戶會責怪你、情人會背叛你、小孩會離開你，但數學不會，因為數學不會就是不會。好了，不抬槓了，來說正經事。煩惱人習慣把那不如意的八九事擴散開來，好命人則習慣把如意的一二事相乘、倍數放大，因此，即便大家境遇都差不多，但結果卻會差很大。

不怕好事只有一二，不斷放大它就是無限大

煩惱人還很喜歡杞人憂天，連那沒發生的，都已經先做「最壞打算」。誒，先等等，你可

以在家準備手電筒、準備緊急防災包，但別去期待災難發生，該期待的是風調雨順！就像我們做預防，會從身心靈多方層面去預防種種退化性疾病、免疫疾病、遺傳性疾病，但不會去恐嚇病人，你一定會怎樣怎樣喔！天公伯都沒辦法判生判死，我們醫師又哪來的底氣去說誰一定會怎樣，因為都不一定啊！就連脂肪肝、骨質密度都能逆轉，血管也能恢復彈性，個人的健康密碼藏在各人心裡和DNA裡，一一排除不健康的因素和致病因子，雖不能改變基因，但卻可以改變基因的表達方式。表現出健康的那一面。

表現最傑出、活過百歲的，光日本現在就超過九萬人，裡頭還有人曾罹癌兩次呢！照樣脫離癌症（Cancer-Free）活過百歲。臺灣人口雖少，人瑞起碼也有四、五千，說不定你家隔壁就住了一個。看新聞報導癌症時鐘年年加快，很多人都會緊張，但另一方面，高齡破百的人數，同樣逐年增加。誰能健康到最後？還不一定呢！你跟我都是候選人。

我一些富貴朋友很有意思，錢賺越多越怕「提早買單」，都去做了昂貴的健康檢查，查出一兩個問題，唉呦，好高興喔，找到了。趕快拿來給我看，我整本翻完發現大家根本就健康得不得了，找什麼病，自己找自己碴嘛。不如找點公益的事情來做，才是實在。永遠別忘了，我們要找的是「健康」，不是去「找病」，找錯東西，那會很麻煩啊！

跟憤世網友抱在一起酸，苦日子也不會變甜

習慣性劃錯重點，還可能會對世間事產生很多誤解。比方說，「唉呦，她都是因為嫁了好老公，日子才能過得那麼輕鬆。」、「還不是因為家裡資助，否則他怎麼可能事業那麼成功。」、「運氣好而已啦！」……看到別人好，先酸一頓再說。酸民文化在網路上發酵，是說大家抱在一起酸，那苦日子也不會變甜啊！

事實上，並非所有好命人都含著金湯匙出生，即便含了，也有那富不過三代的挑戰。因此，即便你含鐵湯匙出生或根本什麼都沒含，靠著數學乘法、倍數放大這一招，幫自己賺來好運、健康和開心，那是一定能做到的。怎樣做？「把那好的一二事」儘量放大，越大越好。舉例來說，你不會行銷、不會服務、不會業務、不擅長與人交談、交際應酬這方面特別弱，有八、九個短處，就別浪費時間糾結在這八九上，只要找出你擅長的一件事、兩件事把它做好做滿，放大再放大，假設是觀察力驚人，你可能就成為一個很傑出的蝴蝶學者，或是在產線上總能找出瑕疵品的王牌檢驗員。

關注災禍的注意力最多二十趴，再多人就趴了

「好的一二事」除了天賦，還包含好的機緣、好的機遇、好的回饋、好的禮物、好的對待和好的相處。物以類聚，你常常想著壞事，壞事還真會揪團一起來，所幸，你常常想著好事、感謝發生在自己身上的一切、習慣性去看出事情良善的那一面，那麼，善善聚集，好事將會不斷朝你聚攏過來。

請至少挹注百分之八十的關注給那好的一二事，至於不如意的八九事，頂多花百分之二十的力氣去預防它惡化即可，用不著日裡思夜也想。想到太陽公公都出來了，失眠一整夜根本虧到。

常常去提升自心感受幸福的靈敏度，將自己變成易快樂體質，那麼，別說是尋常人、家人或是朋友，就連健康之神、幸運之神，也都會喜歡接近你並眷顧著你。我有時候就在想，天公伯如果在我眼前亮出九把刀，那肯定是因為祂等一下還會叫黑貓送來九個蛋糕。想著想著，我就樂了。好事不是沒有，正在路上呢！

幸福手抄

我發現，珍寶在天上，我仰望天。我發現，珍寶在地下，我腳踩大地。我發現，珍寶在心裡，我向內開啟。我發現，我即是珍寶。真是太好了！從此在我眼中，世間一切，無不是我的珍寶。

12 感謝那個把你從懸崖邊一腳踹下去的人

謝謝天，因為天降雨生養萬物，謝謝地，因為地承載一切從無怨言還始終不離不棄。謝天謝地，那是自然要謝的。但把你一屁股踹下崖邊的那個狠人，值得一個謝字嗎？當然值！要是沒他，哪裡知道自己會飛，還飛得那麼瀟灑又帥氣。要誰拽你出了舒適圈，那都是貴人來著。大好江山等著你去走走看看，老在同溫層裡窩著，大好日子都給你過到狗肚子裡去，簡直太浪費、太可惜啦！

這週繼續來練練轉念的心法，我知道轉念轉境對很多人來說頗為新鮮，卻又很難，不急不急，幸福之城、大腦中的幸福迴路本就不是一天建成的，我們一起來多練練。現在，邀請你進入微觀世界，用自己的心念，去決定觀察對象的樣貌，以及日後的走勢。

◎「討厭的人」心念轉化為「貴人」

把討厭的人變成可愛的人。「討厭別人」這件事真的很有趣，你以為你是在厭棄對方，但其實是厭棄了自己。看不順眼的外境，起因於內境的雜亂無章。我一直很喜歡這句廣告臺詞，「要刮別人的鬍子，先把自己的刮乾淨。」

人們會以你討厭的方式登場，那是因為你還有自己沒察覺到的弱點盲點，也就是偏僻幽暗、心未發光處。掃掃乾淨、點點燈，務必一直清一直點，長明燈要點到直到所有人你都看順眼了為止，便是大功告成。

◎「窮途末路」心念轉化為「康莊大道」

沒路、死路變成活路、變成柳暗花明又一村。世間本無絕境，只有真正的絕望，能催生出絕境。一旦開始自助，那你就是在幫自己造境。天道酬勤、天助自助者，當你做到讓自己感動還義無反顧，無論是要上天下地還是入海，許多許多外援都會朝你直奔而來。

把路越走越窄的是自己，替自己走出康莊大道的，也是同一個自己。

◎「邊緣人」心念轉化為「不願隨波逐流的人」

邊緣人從前被認為是異類、異鄉人這樣的存在。但你現在再仔細看清楚，人家搞不好只是不想人云亦云、隨波逐流而已喔。搞不好這樣的人，才是最有自信、最能獨立思考、最勇敢的呢！

都說龍游淺水遭蝦戲，虎落平陽被犬欺，落難的鳳凰不如雞。有些很厲害的人，在不擅長的領域，看起來就是很邊緣啊！但生為龍虎鳳凰那終究還是龍虎鳳凰，不可能突然變成一隻豬。願你總可以看出來、認出他們來，在某個淒風苦雨的時刻，給對方一個溫暖的擁抱。

◎「大小病痛」心念轉化為「失衡提醒」

很多人怕痛，討厭、憂心罹患了什麼病。但其實怕痛會更痛，光憂慮也解決不了問題。這樣說吧！身心靈健康就好比一串三顆的丸子，身是一顆、心是一顆、靈識是一顆，三顆整整齊齊疊好，這叫健康狀態。任一顆歪掉、斜了一邊、大小尺寸差太多，竹籤子串不了、一提起來就掉，顯化出來的，就是一個生病的狀態。

一流的人喜歡去探究原因，深怕自己沒種下好的因，而凡夫，只畏懼結果。掌握「因」的能力，需要每天持續精進，練習從問題中看出機會。去釐清自己到底種了什麼因、身心靈哪個環節沒顧好，病痛問題將成為獲得完整健康的一個機會。話說一代醫神孫思邈小時候還是個藥罐子，生病吃藥吃到家裡快破產這樣的地步，後來勤學不輟救人無數，自己也非常長壽。學著看懂身心失衡提醒，你絕對很有條件成為自己的「上醫」。

◎「遇難」心念轉化為「歷練」

覺得工作很累、同事很雷？人家是天天天藍，我是天天天難！？越難越怪越雷那才好呀！你都不知道。你把自己當成一個城市獵人，正外出巡狩，衝著你笑的柴犬、軟綿綿的溫馴兔子，拎回家其實也沒啥好拿來說嘴的。是說那越頂級的獵物難度越高，比方說頭上長角的、三頭六臂十個眼睛二十張嘴這類的奇葩，稀缺得不得了，要找還不一定天天有，現在自投羅網讓你碰上了，中樂透的幸運，不過如此。

歷練沒有不難的、上坡哪有不累的，越難越陡那才好呀！渡了劫飛升去，實現更高層次的自己。

幸福手抄

我有耐心，我有信心，我祝福我自己。遭逢磨難，落至苦境時，我祝福我自己。我在此時此刻解鎖了同理心，我經歷過苦，我能苦人所苦，我願為自己、為他人，拔除痛苦。我本是一道光，能照進世間黑暗處的療癒之光。

13 預設快樂心態，晴耕雨讀歲月靜好

你有各種理由可以不快樂不高興，同樣的，你也有各種理由可以感到快樂可以享受高興。如果你決定好好過日子，根本就沒有任何人可以阻攔你耶！在日常生活中，我們會預設手機桌布、會預設電鍋煮飯、會預設某個快捷好用的瀏覽器，但你會預設你的心嗎？還是你不知道原來「心」也是可以預設的？確實是可以喔！心態心情心理狀態都是可以預設的。請從潛意識裡預設。現在有兩套模組，請先看一下：

模組一：在雨天裡聽雨，在雪日裡喝熱奶茶，在豔陽下曬被子，在霧濛濛眼朦朧的時節替自己沏一壺上好的高山茶。

模組二：在雨天裡埋怨老天爺把自己的腳弄濕濕的，在雪日裡，可惡，恨自己根本沒出過國沒看過雪，在豔陽下忘記補水把自己搞到中暑，在霧濛濛的天氣裡責怪火力發電廠又弄出一堆霧霾來。

模組一是「日日是好日」的預設，模組二是「凡事皆可罵」的預設。你或許會感到疑惑，這初始設定到底是誰設的？集體潛意識、家族氣氛遺傳、學習環境中的同儕、自己累世的習氣，都參與了初始設定。

如果你現在覺得歲月靜好、現世安穩、十分滿足，也許就不用去更改設定。但如果你覺得生靈塗炭、民不聊生、兵荒馬亂，心中有諸多不滿，那，別忘了，你隨時可以去變更預設喔！就像你幫自己換一個賞心悅目的手機桌布一樣。從苦境中迴轉，從凡事皆可罵的這個設定，跳到另一個「拈花微笑」、「謝天謝地」、「平淡安泰」、「幽默有趣」的設定裡去，只需要三個步驟：第一步，覺察覺知自己原本的預設；第二步，重新選擇喜歡的版本；第三步，徹底浸潤到新模組中。下面依序來講。

◎覺察覺知自己原本的預設

我的師父曾教我，「看出他人千萬缺點，不如覺察出自己一個。」這句話我一直牢牢記著。你也可以跟我一樣，經常向內看看，自己是否有一些壞的習氣，連自己都沒意識到？比方說習慣性罵老公／老婆？老覺得別人家小孩比較好？對金錢與匱乏感到不安？認為自己不夠好不夠漂亮？嘆息心意無法順遂？怕弱點暴露而不自在？看很多事情，都很不爽？

人又不是需要被貼標籤的有機食材，我們省點力，不用去溯源了，誰讓你變成這樣的，溯源徒增怨氣而已，乾脆省下來。這一週，你只需去覺察，自己有哪些連自己都看不慣、深受其苦的「設定」。挑出來，就可以，先不用深究源頭。除非你在寫一個心理學報告，或立志成為一個救苦救難的諮商師。

◎重新選擇喜歡的版本

就像手機桌布可以無限下載一樣，你的人設，跟宇宙去下載，它同樣也擁有無限可能，各種你能想到的版本都有。只要是你能想到的，通通都有機會實現。比方說，你決定從此以後遇到下雨，都是開心的，日後你將在雨夜裡睡得更香，在清晨的雨中呼吸充滿負離子的清新空氣，並在雨聲的包圍下工作更好學習更好注意力更加集中。

如果你自己腦袋瓜裡，能想得到的東西，也沒有多好，老是一些打打殺殺你騙我我騙你的情節，那，可以去參考有智慧的耆老，都是怎樣看事情的。去參考修道高人，都是怎樣靜心淨心的。去參考快樂養生達人，都是怎樣利他慈悲的。套用高人前人的模組，也是方便作法。像是德蕾莎修女、聖雄甘地、達賴喇嘛這些心靈能量特別高的高人，都能給我們許多寶貴的啟發。而這些啟發，也將引導我們踏上幸福快樂的路途。

◎徹底浸潤到新模組中

假設你今天幫自己選擇了「感恩＋快樂」模組，首先，你自己要記得選了這個，然後，用醒覺的意識跟你的潛意識拚了!!大約要有一個打十個這樣的魄力。根據冰山理論，浮在海平面上的表意識占比大約百分之十，而海平面下的潛意識可以占到百分之九十。這樣你就知道為什麼我說心力要鍛煉、讓意識時時醒覺得經過訓練。否則你哪來的力量和技術一個打十個？

如果你今天選了「感恩＋快樂」模組，接下來，你看待事情、感受事情、回應事情，請儘量帶入「感恩＋快樂」概念。漸漸地，新的模組會逐漸覆蓋掉舊的預設，等到你覆蓋程度達百分之一百，你的表意識就可以蹺腳看報紙，悠哉悠哉，暫時不用那麼辛苦。直到下回又想再換一個模組、再疊加一個新模組時，醒覺的意識才需要再上場拚一拚，跟自己的心魔格鬥。

人心看待事情的角度出問題，麻煩就會一直來一直來，這時候，去變更初始設定，把設定改成「快樂」、「感恩」、「不講惡毒語」、「不評論他人隱私」、「不生氣」、「利他」諸如此類，這些是我試過還滿好用的。選對設定，轉憂為福，就等著迎接幸福一直來一直來。

幸福手抄

我將竭盡全力，完全投入，與其他光明的靈魂共同協力，一起創造出一個被愛與和平充滿的境界。關愛與和諧率先自我心中展開，再如湖面漣漪般向外擴散，擴及十方。

14 點燃原諒的勇氣，贏得健康，迎回享受豐盛的自己

要原諒別人，說真的，超級難的。所以才要學煉心啊！宛如在煉一把斬斷無明煩惱的利劍，過程十分磨人，但絕對值得！這一週，我們一步步，次第向上提升心靈能量。

曾經，當你被欺負、辜負，發現自己真心錯付他人時，出現的反應是「耿耿於懷」。如梗在喉、如刺在胸，有股鬱悶難伸的窒息感。心裡一再重播那些令人不愉快、別人故意找我碴的片段，首先影響呼吸，短、淺或急促，擾亂原本平穩的節奏。再來是胸腺、肺部。特別是藏得很深的被辜負感、心裡的舊傷、晴天霹靂的打擊、又悔又恨的感覺，將人禁錮在冷漠、傷害性或報復性思維中，逐漸侵蝕健康，顯化在人體上，常與腫瘤、囊腫、膿腫或癌症有關。

不過別擔心，從心靈能量低落到疾病顯化，需要一段時間。現在還早，現在還來得及，我們在前端阻斷它發生就可以了，若已經發生了，你也可以試著來逆轉它。用的是同一種工具：原諒。請經常使用「原諒」、「原諒」、「原諒」這個好用的工具，來靜心淨心、來清理不良

連結與負面業力，從此，很多煩惱你都可以不必惱，很多苦痛也都可以不必再承受。要知道，原諒從來就不是輕鬆的。當無法輕易原諒時，我會這樣想：

◎接下來一小時，我想讓自己在哪裡

花一小時究責對罵、花一小時偵探式去調查別人到底錯得有多離譜、花一小時哭泣，你不小心用掉的這些一小時，很可能耽誤你品嘗一塊剛出爐香噴噴熱騰騰的麵包，也很可能耽誤你跟狗狗一起去公園玩耍的時間。眼睛盯著他人之惡，就沒空去欣賞天空美麗的棉花糖雲朵。嘴巴忙著替自己討公道，就沒空去品嘗飯店新推出的超值下午茶。身體忙著和人對峙，就沒空讓自己泡在浴缸裡、泡在溫泉冷泉裡，接受水的療癒。

真虧，簡直太虧了！別人欺負我已經虧到一次，我再辜負了本該享有的一小時美好時光，豈不是虧到兩次？還沒算那些因為我情緒不好，傷害到自己身體的部分喔，找誰求償去？如果我負氣不只一小時，是一個上午、一整天，甚至是一個星期、一整年、一輩子，豈不是虧慘了？算了算了，就算別人不珍惜我，我起碼要會珍惜自己。「原諒你了，不是因為你長得可愛，而是我想讓我的人生值得去愛。」你隨時可以這樣跟自己說。

◎倘若那人真有錯，自有天來收

交由天公伯決斷的，叫做「公道」。我們真的不用自己出手，或出腳，親自去踹那個王八蛋一腳。舉頭三尺有神明、有天使、有仙女、有宇宙書記官……，電腦、人腦可能出錯，但天公伯的宇宙量子腦，擁有超乎我們想像的運算力，自己不用出力氣，交給專業的來。

只怕你被他人之惡給影響，犯下蠢事錯事，自己也被記上一筆，如果這不是無妄之災，那什麼才是無妄之災？儘量替自己避免掉這類意外災難，用的同樣是這兩個字：原諒。「我這邊先原諒你了，我省得生氣，你自己該承擔的後果，不好意思我家裡還有點事我先忙，留你自己體驗看看囉！」阻斷負能量纏結不休，斬斷糾纏必須爽快果斷。

◎這個錯，或許只是錯覺

要是你眼中別人犯錯的這個錯，只是因為立場不同、觀察角度不同而產生的一個你不認同的行為，那，其實也不能算是真的錯。如果你究責他，反過來辱他罵他戰他咬他，快快住口，我們又不是狗，錯罵人反而自己有過失。

因偏見而產生的諸多錯覺，確實是令人不爽。偏偏你在極度不爽的時候，智慧完全處於休眠狀態，看什麼，那都是錯的。利用這一週我們一起來培養「善於原諒」這個習慣，防止自己犯錯，防止自己裝滿福澤的福袋被自己戳漏風。能理解自己也會有產生「錯覺」的時候，那你就是一個真正有智慧的人。

◎也是被煩惱逼的，他才會這樣

「那個人這麼壞，我為什麼要原諒他？」以前我也問過師父這樣的問題。得到的答案是：原諒他其實是放過自己。特別當你身上出現什麼難解的毛病時，可以去想想是不是有什麼人或事，你還沒原諒他、固執不願放下。

人若使壞，那也是被某些無明煩惱給逼的。因為無知，因為貪婪，因為無法控制情緒，所以給他人帶來麻煩。改用同理心、慈悲心去看，你就會發現這個真相。若以仇恨心、報復性思維去應對，那，自己不也成了被煩惱逼迫的那個人嗎？啊，瞬間弱掉、心靈能量立馬跌三級。好慘。是說開智慧都來不及了，哪還有閒工夫耍白癡？算了算了，原諒他吧！也是可憐。

幸福手抄

雖然不容易但我做得到。我懷著寬恕與諒解，讓負面業力落幕，淨化自己。轉以欣賞的眼光，重新體驗這個豐盛的時空，我珍惜身上每一顆細胞，我選擇微笑，我讓慈悲心的療癒之光，照亮我身體每一個地方。

15 越老越聰明，護腦七大好食吃起來

你現在看的這本書重點是「煉心」沒錯，但因為身心靈連動，精微身與物質身體相互影響，所以有可能會干擾到煉心成效的，我們都要好好來預防一下。其中一個很重要不能不關懷它的器官，就是我們的大腦。

我有個朋友阿肥，某天他在東區被一個小姐姐搭訕，找他做問卷，準備推銷阿肥塑身整形療程，問卷第一題：「你對自己身上哪個部位最滿意？」阿肥答：「頭腦。」本來要接著問「那你對哪個部位最不滿意」並順勢推銷產品的小姐姐瞬間傻眼語塞，一時間不知道她的業務人生該怎麼繼續下去。希望你我的頭腦都能跟阿肥一樣靈活好用還很幽默，而不是像做問卷的小姐姐這麼容易當機。話說，常常用腦就不怕腦袋卡卡。我們人身上符合「用進廢退」原則的，是大腦跟肌肉。

少年人別光顧著自己爽，快揪長輩戰一場

腦力跟肌力一樣，都可以鍛煉、都需要營養。想要活得長、想要不生病、想要快樂能自理，有尊嚴又不麻煩到別人，腦跟肌肉這兩樣，特別關鍵。鍛煉頭腦預防退化的技巧很多，比方說現在日本就很流行讓老人家打電動，一方面這對長輩來說頗為新鮮，學新玩意兒等於在幫大腦神經元創建新迴路。另一方面打電動必須勤動手指，十指連腦，能刺激不同腦區做出反應。

天佑勤勞人，勤快使用手指，活化頭腦的效果總令腦科學家十分滿意。喜歡編織的人最能感覺到有編織有差，既紓壓，思路也更清晰。其它像是玩拼圖、手洗衣服、幫家人按摩、撫摸寵物，也都可以喔！

動完手指再來動動牙齒，大腦就喜歡你這樣吃

除了打電動、靈活運用手指，接下來，我們輕鬆一下來吃好料，七大護腦好食有吃有保佑，趕快記下來。

◎藍莓

抗氧化食材中的佼佼者就是藍莓。實驗證實，連吃藍莓十二週，有失智風險的成年人不僅改善記憶力和情緒，就連空腹血糖的數值都更為理想。當然不用非藍莓不吃。別這樣限制自己。草莓、覆盆莓、蔓越莓、黑醋栗、桑葚，看到「莓」字或什麼什麼「Berry」的，你都可以像看到寶物一樣，心懷感激吃下去，護腦、抗氧化、預防退化性疾病，有它們陪你更勝過我說千言萬語。

◎巧克力

每週至少吃一次巧克力，你在視覺空間記憶和抽象推理能力上，將有更出色的表現。不過為了避免攝入過多精製糖反而傷身，這裡指的是「黑」巧克力（Dark Chocolate），黑巧克力的可可粉濃度較高，請至少選擇可可粉含量百分之八十以上的；不怕苦的人，百分之八十五、九十以上的更好。可可粉含有一種現今八成人口體內都缺乏的珍貴礦物質「鎂」。缺鎂容易出現睡眠障礙、偏頭痛、情緒不穩與腦神經衰弱的問題。吃好的黑巧克力，味覺上享受，還幫自己補充鎂，多讚啊！對了，喝熱可可也可以耶，一樣別加太多糖就行。

◎深綠色蔬菜

包含菠菜、芥菜、青江菜、花椰菜、羽衣甘藍皆富含大腦所需的營養素，諸如維生素K、葉黃素、葉酸、β胡蘿蔔素等。這些營養成分有助於維持大腦正常運作，並減緩認知功能下降。天天吃豐富深綠色蔬菜的人，掃描顯示他們的大腦比普通人年輕十一歲。在臺灣買葉菜類非常方便，選擇也很多，我希望你能儘量吃、各種當令蔬菜輪流吃。在一些乾燥的內陸國家，想吃綠色蔬菜，不僅沒這麼多選項，而且還很貴呢！

◎核桃

外型長得像大腦的核桃還真能「以形補形」，讓人不容易「頭殼壞掉」。最主要是裡頭的Omega-3脂肪酸在護佑著你。西方國家很流行給學童吃核桃當作課餘點心。專家發現，給予充足的Omega-3能改善小朋友注意力渙散、毛毛躁躁的問題。用好油護好頭，除了核桃，亞麻仁油、苦茶油、酪梨、腰果，你也都可以常吃。想預防腦霧，不管是長新冠或慢性疲勞引起的，好的油脂都是你最可靠的撥雲見日小幫手。

◎杏仁

若血漿中的維生素E濃度低，人的記憶力也會比較差。在《美國醫學會期刊》發表的一份研究報告中指出，高劑量的維生素E顯著減緩了阿茲海默症的退化進程。什麼東西維生素E很多，當成零食吃又很方便？我給的答案是「杏仁」。其他還有芡實、炒花生、葵瓜子、芝麻醬、松子、小麥胚芽和南瓜，也都是補充維生素E的好來源。

◎全穀物

包含糙米、全麥、蕎麥、燕麥、藜麥等未經精製加工、仍保留完整營養的穀粒，都屬於全穀物。我之所以列入護腦好食中，主要是因為它們富含維生素B的緣故。維生素B除了為你我帶來活力，它同時也是確保腦神經傳導物質能被製造出來的關鍵原料。神經元間訊息傳導無礙、你有沒有足夠的快樂荷爾蒙，以及降低腦神經退化風險各方面，維生素B都在其中扮演了重要角色。

◎好水

人身上每個細胞都含有大量水分。水真的太重要太重要太重要了！體內含水量不足，不僅弱化大腦認知力、判斷力，還可能引發恐慌、憂鬱、暴怒等不良情緒。心情不美麗，也許不是別人害你的喔，更有可能是在暗示你正處於慢性脫水的狀態。因脫水導致判斷力失準、反應速度失常，因而造成的交通事故，其危險程度不亞於酒駕。喝酒不開車這個大家都會注意，但確保細胞水分充足這一點，很多人常常會忘記。請彼此互相關懷提醒，有事沒事一起來喝一杯，我是說「水」。

幸福手抄

感謝地球之母供給我身體所需的一切營養。感謝我仍有味覺嗅覺，能品嘗能欣賞。感謝植物、感謝水源，感謝你們讓我頭好壯壯，自然而然健康地活著。

16 抱股票買基金操作外匯，不如存福澤在宇宙銀行

正所謂心如工畫師，能畫諸世間……每次我介紹《華嚴經》這段經文，就有人問，「要真能成真，我怎麼都還沒住到豪宅？」、「別說是締結良緣了，連惡緣都還黏我緊緊的？我都有很認真許願耶。」造成願力薄弱難以實現，甚至都無法成形的原因往往是受到太多雜念、雜訊干擾，所以我經常在教大家管理心猿意馬的技巧。其實，美夢沒有成真，還有另外一個關鍵因素，今天一併告訴你。

無米之炊難為，「福澤值零」啥玩意兒都顯化不出來

以做菜為例，假設你今天要烤櫛瓜、燒茄子、燉一鍋蔬菜湯，是不是得去採購、訂些好的食材回來？否則就算你祈求的佛菩薩再厲害、禱告得很用力、天使剛好下凡、整個宇宙聯合

起來想幫助你，巧婦難為無米之炊，沒有食材，給你好的鑄鐵鍋、借你百萬旋風烤箱，也是枉然。不是叫天天不應、叫地地不靈，福澤值為零，啥玩意兒都是顯化不出來的。

福澤就好比蔬菜水果，你的菜籃越是豐富，食材越是齊全，什麼歐陸燉菜、滿漢全席、港式煲湯……，只要你想要，什麼好料都能出現在你嘴前，讓你吃飽飽還能招待朋友。累積福澤，最好天天做，做成習慣，內化進去，自然而然時時刻刻累積，紅利集點越多，能換到的獎品自然也就越豪華。至於做哪些事最能累積福澤值？以下六種都可以：布施／利他、守戒／自律、忍辱／安忍、精進／不偷懶、禪定／靜心淨心、開智慧／不要白癡。這一週，我們來練一練最前面兩個，布施和守戒。

和顏悅色施，令人心情安定免於憂懼

我遇到一些年輕人，他們跟我說，「我薪水很少耶，付卡費都不夠，哪還有閒錢去捐給慈善機構？」財務上的捐助只是布施的其中一種，方便簡單，但不一定只能用錢解決。假設你今天有好的體力、好的頭腦、好的才能，那可是比錢錢還要可貴的東西。甚至，把你「好的心情」給布施出去，用開朗、陽光、正向的幽默言語，去讓人寬心笑一笑，這就很棒耶！你別看這笑，很多人壓力太大笑不出來，你若能讓他人快樂一點、多笑一點，這可是活化免疫力、激勵自然殺手細胞（NK cell）的好事情，你跟他的免疫力都能變好，屬於很高級的布施。很多時候錢買不到快樂，但不花錢的和顏悅色卻是常常能讓身邊的人快樂起來，並且安心又安定。不信你試試。今天就試，你放下書抬頭看到的第一個人，你就對他練習和顏悅色施。

另外，再教一個很適合網路世代利用的方法：分享良善美好的資訊。分享你網路上看到的好東西，如狗狗貓貓的紓壓萌照，分享你對世界的熱愛，如自己拍的花朵美照，分享善知識、分享專業知識……這些都可以喔。像我都已經養成習慣，學到新的預防醫學知識，我都會寫文章、拍影片跟大家說。有能力的你可以自己創作內容，或是去分享別人寫的拍的畫的，那都很好。

有所不為，以自律換取更大的自由

守戒自律並非佛教徒才能練，你相信哪種宗教，或是不信教，這都是一個讓你的心獲得自由的好方法。懂自律，心更自由。擺脫不良的慣性行為，首先要訓練的就是心。靠著不做一些什麼，去打破這個慣性。一方面你不會傻傻地繼續去做一些傷害自己的事情，一方面你的覺知、你的意識（Awareness）也會被喚醒。你不容易被操弄糊弄，開始真正做自己心的主人。

我常守的戒律是過午不食。這還剛好符合現在醫界提倡的間歇性斷食法，我不僅訓練了我的心、戒掉了貪欲，還活化長壽基因、使身上的細胞煥然一新，一舉多得。如果你覺得一開始要「天天不做什麼」很難達成，你可以設定頻率為一週一次，或是一個月一次。比方說，一週訂一天喝水日，在這天完全不喝任何含糖飲料。或是決定「這一天我不說難聽的話、不罵人不批評。」口戒很難守的，我知道，特別是當你處於大家都愛抱怨的環境中，如入鮑魚之肆，久而不聞其臭，自己不經意說了抱怨語，可能自己都沒發現。現在，我要你覺醒過來，透過不做什麼，去恢復你的自覺意識。去覺察、去成長、去累積福澤。

因為我想看到大家福澤爆棚，好事揪團一起來，天天菜籃滿滿，什麼好料都炒得出來。邀請你跟我一起「布施＋守戒」，剪斷捆龍鎖讓心自由、讓老後健康自由、讓財富自由。

幸福手抄

今天，我要取消我的負面嗜好、取消對身心健康有礙的事項。為了和顏悅色地面對他人和面對自己，我放棄無意義的妄念、我放棄不屬於我的一切、我放棄懊悔、我放棄難過低迷。放棄執著，放棄無明，我讓自己重新開機。

17

改掉點評壞習慣，升級視界維度

毛毛蟲行走於二維平面，蛻變為蝴蝶後，便擁有三維視界。昔日毛毛蟲曾以為一個花叢就是全世界，今日蝴蝶提高一個視界維度後，赫然發現自己擁有整座花園。

幸運的是，我們人類透過學習，不用另外投胎，就在此生，便也能像毛毛蟲這樣，再把視界提高幾個維度，依序從肉眼、天眼、慧眼、法眼，甚至到佛眼，都有可能。而在這精進蛻變的過程中，你同時間喚醒自我覺察、擺脫偏見與愚蠢，不但跟自己的本心相印，還更能同理他人不幸的處境。同理共情的能力隨視界升維，次第增強到某種程度，你彷彿擁有了讀心術一般，不必自己親身經歷某個事件，便能深刻體會到他人之苦與他人之樂。而這項能力的開啟，有助於我們更好地再去幫助他人。

利用沉默時間，蓄積智慧力

令視界揚升的方法很多，這週向你介紹最基礎但卻相當重要的一項修煉：「不點評」。意思是在無法看清全貌的狀況下，先別妄下斷語，不去批評他人的所作所為。不是讓你什麼個人批判性都不准有，而是沒經過理性獨立思考前，不輕易噴出妄語、傻白甜語或任何過激的言論。話語經過智慧判斷，那才是有力、有意義的話。還講不出智慧語前，多觀察、多學習，先不亂亂說為好。

不點評，意思是斷開惡罵、誹謗、挑撥與輕佻言語。我們每天希望自己開心、希望他人開心，幫自己和他人升起快樂喜悅都來不及，哪還有時間在那邊指指點點，說一些不堪入耳的話，令人升起煩惱與憂愁呢？戒掉點評壞毛病，不在他人背後說一些嘲諷、難聽的話，在進行這項修煉的同時，我認為最棒的是，自己的心，同能獲得寧靜、清淨。

別亂罵人，禍從口出其實都臭到了自己

點評如同朝著他人潑糞水，糞水不可能不濺到自己身上。而你在準備糞水、打算去潑人的

路上，最先臭到的、一路聞著臭的，還不是自己嗎？更麻煩的是，我們所處的宇宙有一個「物以類聚法則」，髒髒習慣抱團一起來，惡惡相近。幸好，善與善也有喜歡聚在一塊兒的特性。得道高人以蓮花池為喻，不管水池有多寬廣，蓮花跟蓮花總能找到彼此，互相依偎、緊靠在一起，呈現一幅善吸引善的美麗畫面。

有人跟我抱怨他遇人不淑、老是碰到很糟糕的人該怎麼辦？其實，若真的遇上了，那正好給你一個修煉「不點評」的機會。這時候，你要把握這個精進、升級的契機。不是去責怪說「唉，你這人怎麼這個樣子」，不是去哀嘆「我一生都被你給毀了」。永遠別忘了，沒有人可以毀你，除非你願意自毀。當毛毛蟲的時候眼界很窄、很平，找不到出路，那也是很正常，但只要你願意精進，蛻變成蝴蝶、多升級一個維度，那任何危險，你都能輕巧飛過、避過。等進步到慧眼等級，簡直就是一個舒爽，看什麼都順眼、事事舒心、日日是好日，還有餘力幫助身邊的人去避開凶險。

與善的人事物締結良緣，真正做到趨吉避凶

我們關注核心、鍛煉自心的重點，不是去訓練自己惡口、嗆回去的口才有多厲害，而是去

提升視界、了悟實相、看清前因後果，要訓練的是這個。千萬別畫錯重點。再複習一次，惡惡聚集、善善聚集，若把自己泡在惡水、髒水裡，那朝你迎面撲來的，也都不會是什麼好東西。當你長久凝視深淵時，深淵也正在凝視著你，哲學家尼采提示我們，「與怪物戰鬥的人，應當小心自己不要成為怪物。」反噬之力豈能不慎？看事情的寬度廣度深度、說話的態度高度溫度，皆值得講究。

我常在提醒員工一個幸福關鍵字「意識」（Awareness），意思是你要喚醒覺察力、洞察力、警覺力，去使用內建在自己身上的覺知，打開智慧過好生活、說好話，或是少說話也可以。點評、抱怨、批評、嘲諷的冷箭射出去，那是像迴力鏢一樣，會回過頭來打中自己。請珍愛自己，別傻傻種下這樣的因。

良言一句三冬暖，惡語傷人六月寒。願你我相互扶持，在言語上高雅，做任何決定、說任何話前，都先想想，我這樣說、我這樣做，會不會傷害到別人。如果不會，那任何讓你心歡喜的事，你都可以儘量去做。從心所欲不踰矩，不是等到七十歲才能做到，只要你現在開始會去考慮，「我的所說所為，會不會傷害到別人？」如果不會，那麼，打從今天起，你便可理直氣壯、大大方方過上自己喜歡的好日子，享受十分高雅的自由。

幸福手抄

我在路上走時非常小心，因為我不願意踩到蝸牛和蚯蚓。我在說話時非常講究，因為我不願意任何人因我一句話而受傷。我十分愛惜我的聲音，我讓它與整個世界和諧震動，以美好的頻率，傳遞充滿愛與慈悲的訊息。

18 釋放所有的「應該／不應該」，改說我可以

在不知不覺中，你是否曾被一股莫名的力量給蠱惑、給牽著鼻子走？「你應該要結婚生子」、「我應該要更努力工作」、「他應該要照我的意思」、「你不應該這樣說」、「我不應該放下一切跑出去玩」、「他應該要懂我啊」……。有時「應該」更強烈一點，變成了「一定」，「我是家裡的老大，我一定要負起照顧兩老的責任」、「我一定要瘦一點才會有人愛」、「我一定要扮演一個好人才不會被孤立」……。

限制性思維一重重，煩惱枷鎖也一重重

常有人問我煩惱哪裡來？不是天上掉下來、地上長出來，煩惱苦惱懊惱正是從這許許多多的「一定」要怎樣，「應該」和「不應該」中冒出來的。簡單來說，就是「限制性思維」。你

框住了你自己，你的靈魂會開心嗎？如果你曾經自由自在奔跑過，現在被關進籠子裡，你會開心嗎？大概會覺得壓力很大很想哭泣吧！

我覺得最變態的是，自己用「應該」框住自己就算了，還不知不覺用「你應該你不該」再又去框住其他人，打造出籠中籠、獄中獄，一堵堵牆、一道道鎖，別說有幽閉恐懼症的人受不了，就連狗都待不下去。當你沒來由煩悶、覺得壓力山大、關住綁住了自己的時候，要怎樣釋放？把「不知不覺」，刪掉兩個「不」字，再倒過來寫，變成「覺知」，你就成功了！這同時也是一種正念訓練。想從地牢裡走出來，首先你要看見牢、看見牆、看到鎖、看到你自己的限制性思維。

所有的煩惱與限制性思維，在你注視它那一刻起，將逐漸失去操控力量。「啊哈，我發現你了，你是誰？你為什麼在這？你究竟在幹什麼？」拿這三個問題去問它，它就會變得很囧，很不好意思，自己會找個地洞鑽進去。隨時隨地，燃起正視心魔的勇氣，就是在幫自己逐一清除無明煩惱。你從「無知」進化到「有知」。這就是覺知的妙用。回想起靈魂自由自在，回到自在，我們現在開始，釋放自己：

◎任何人不能用應該綁住我，包含我自己

不是我應該怎樣，而是我想要怎樣、我可以怎樣、我樂意怎樣，把「我應該買房子」改成「我可以買房子」。因為沒有應該，誰說一定得買？租不行嗎？打工換宿不行嗎？請老闆提供住宿不行嗎？住遊輪不行嗎？住人家家不行嗎？跟家人住不行嗎？選擇其實一大堆耶。

捨棄應該，選項才會跑出來。如果你最後還是樂意選擇了買，而且還是一買一整排，那也很好啊！至少你會愛你所愛，樂意打拚。討厭某某人事物，有時我們嘴巴上不說，但身體卻可能很誠實。曾有學者做了一項職涯調查，當受測者出於熱情、樂意從事某項工作時，即便工時長，卻相對不容易疲倦，而帶著不甘願的心去做事，即便工時短又固定，受測者仍會感到一定程度的疲累。心好累、慢性疲勞，在你任勞任怨不知不覺的時候經常發生，最好的預防方法：開啟覺知。

◎用快樂心來檢查你的「應該」有沒有問題

應該／不應該，也不全然都是壞的。該留不該留，取決於你的「快樂心」。譬如你守戒律，是為了自己身體好，身體健康你會快樂，守規矩，是為了眾人好，社會運作順暢大家都快樂。類似這種的應該／不應該，就非常有價值。

「我應該少吃一餐輕斷食」，讚啦！有聆聽自己身體的聲音。「我應該要排隊」，好棒棒，免擠免搶，大夥都能依序買到車輪餅。「我不應該打人」，廢話，除非你在健身房跟教練學格鬥技。能讓自己真心快樂、眾人都感到開心的這種「應該／不應該」，已經提升到自律、共好等級，實在沒有捨棄的必要。

◎大方自賞，隨便別人賞不賞其實都沒差

「你應該要減肥要有腹肌要有人魚線，不然美女不會嫁給你（你又不是美女你怎麼知道？）」、「男孩子不應該哭」、「女人家就該生一打孩子生命才完整（三姑六婆口吻）」、「妳應該賢淑端莊善體人意一人當十人操，煮飯洗衣賺錢顧小孩通通要精通」……哪來這麼多應該？簡直莫名其妙。

每個年齡層都有每個年齡層的美麗，和有趣的地方。每個不同的生命體，也都有各自的生命軌跡與生命藍圖。如果你是開著覺知在過生活，大可大大方方理直氣壯自己欣賞自己，隨便別人愛賞不賞都沒差。就像花園裡的花，有的很任性想晚上開花，還只開一晚，那也是完全沒問題的。花兒想開就開，完全不在意是否獲得關注。而你也是，本來就是美麗而完整的，永遠不要忘記這一點！

幸福手抄

沒有應該、沒有附加條件，從今往後，我允許我自己，隨順自己的生命節奏美麗綻放，開開心心，活成自己喜歡的樣子。

19 施受自他交換，好事壞事皆成幸福磚

在這心能夠造出一切的世界中，你想建造什麼呢？一座讓所有人安住其中，發揮各自天賦的幸福之城，你說好不好啊？

本週，我們來練習一個無論你屬於何種靈性程度，初、中、高階都可以練的「施受法」。操作方法很簡單，但效用卻很不簡單。還會隨著你靈性能量的升級，功效越來越強。若靈性程度屬於初階的人來修，你會離開個人煩惱和沒必要的糾結。中階的人能化生一股安定自我和他人的穩定力量。而高階的人，比方說揚升大師、出家人、藏醫和煉心很有決心的人，則能啟動慈悲心的療癒力，釋放我執、開啟自由之門，在治癒自己的同時，也治癒他人，在治療他人的同時，也療癒了自己。不管你現在程度如何，有錢沒錢、有閒沒閒，都很適合來做這項練習。

拿眾生苦，予對方樂

施受法，或翻譯為自他交換法，在西藏稱 Tonglen，意思是拿過來、給出去。拿什麼又給什麼呢？把平安喜樂和利益直接或間接地奉獻給他人，西藏說法是獻給「如母的眾生」，然後把對方所受的苦痛、創傷，交由自己來承擔。一個重點請稍微留意一下：這個法需要你默默做，不聲張地去做，如果你敲鑼打鼓跟對方說，「我正在練習吸進你的痛苦耶。」這樣是完全沒有必要的，反而可能會衍生出其它煩惱來，讓自己或對方的心，不能安定。默默做，勿宣揚。如春雨潤物細無聲這般靜悄悄，那就很好。現在，我們用觀想的方式來做練習：

◎吸氣、拿過來

將你能感受到的人世間各式各樣悲催的痛苦，不管是自己的還是別人的，你吸一口氣，把它們通通吸進來，並且，希望所有人，再也不會受到這種苦。

◎吐氣、給出去

將你能感受到的人世間種種幸福美滿的喜悅，不管是自己的還是別人的，你吐一口氣，把它們通通送給你想祝福的人或非人，並且，希望這樣子的快樂，源源不絕產出並順利布達到你希望它到的地方。

你靜靜坐著，一吸一吐間，反覆觀想七次或二十一次。這樣就完成了自他交換法。

通過施受法，療癒力超展開

網路上戲稱會修電腦、幫忙接送、快遞消夜、像犛牛一樣可以幫女孩子馱重物的人為「工具人」。先不用管這辭是褒是貶，只要無私願意去幫忙別人，我覺得都很棒。然而，一山還有一山高，很棒之上還有好棒棒。

學習施受法，你可以讓自己成為宇宙的療癒工具人，把療癒他人／自己、賦予他人／自己幸福的能力，完全解鎖，握在手上。這樣確實是好棒棒啊！由於慈悲心是藏醫藥學的核心，所以在西藏當醫師的，基本上都有練過。其實像這樣煉心的好方法，也沒有規定只有醫師才能練。你現在有機緣看到這文，便與我一同修習吧！由施受法煉出的愛與關懷，不僅具有治癒力，它同時也是能直接轟掉我執、瓦解痛苦、摧毀魔障的強大武力。

若出現「覺得這世界很煩」、「覺得某某人很討厭」的契機，好好把握住，坐下來，靜靜心，一吸一吐，把惡苦吸進來、把善慧吐出去。只要你願意擔任宇宙的療癒工具人，那你就是一臺智慧型行動清淨機，所到之處，遍地開出蓮花？誒，不是，那是戲劇效果。真正的效果是，你透過學習施受法而成為真人版清淨機，掌握了至上靈藥，什麼心毒你都解得了。尤其是那恨、那貪，和那莫名其妙的癡愚。本書最重要的一份心藥，我在這邊慎重交給了你。

拔掉痛苦，為人升起快樂

如果你受過苦，請不要自己揣著偷偷哭，這苦有大用。怎麼用？自己苦過來，進一步希望別人不要受到跟自己一樣的苦。郝老闆某天在公司上大號，牆上捲筒衛生紙剛好被抽完，他在心中吶喊：苦啊！出來後就叫人在每間廁所安上兩個大捲筒衛生紙架。從此，大家都過著幸福有紙的好日子，再也不怕屁屁尷尬沒紙。

如果你感受過快樂，請不要自己藏著偷偷笑，把它複製傳遞出去。自己樂過來，進一步希望別人也常常能感受到自己曾感受過的快樂。這樣就很好。比方說，自己喜歡花，看了心花開，於是認真種花種樹讓鄉里鄰居共飽眼福。我去德國交換學生的時候，看到他們歐洲人很會種花，在庭院種花、在陽臺種花，自己看了高興，也給別人看得歡喜。

每一個苦、每一個樂，透過施受法，通過你這個行動清淨機療癒轉化之後，它們就成了幸福之城的一磚一瓦。心若為城，那必然要是這樣的一座好城。我們一起來把它搭建起來。

幸福手抄

願我與我遇到的每一個人，皆從過去的痛苦經驗中解脫。願我與我生命中每一位嘉賓，都順利抵達平和快樂的彼岸，一個被愛充滿、能自由學習、正能量流通無礙的心境界。

20 微愜意，變換心境品味世外

從前找世外桃源還容易。像我家鄉香格里拉，就是塊實實在在存在於物質世界的人間淨土。又或者哪裡殊勝、自然療癒力強你就往哪裡去，神山、聖地、佛寺、古剎……上千處世界遺產中，很多都是能量點。

自從疫情改變了全人類的移動方式，遁世不再只是搭上郵輪、航班，飛去哪裡旅遊那麼簡單。然而往外跑行不通，又未嘗不是一個契機，讓我們轉而向內，展開一趟趟向內心深處的遠遊。關於提升靈性，關鍵正是向內開啟、關注本心，花心思去追求能不能遙視、是否看得出能量場，或是其他玄幻的神奇力量，反而捨本逐末，這些都不是最重要的，只是表象。真正的核心，是自己的心。接下來，讓我們往內心深處巡遊，享受微愜意的四個階段，帶你一探究竟。

◎放下屁事，帥氣啟程

試想你今天若準備去旅行，你還會花時間跟早餐店計較少給一顆小籠包嗎？當然沒那閒工夫。護照拿著、行李揹著就要去逍遙了，一顆小籠包能算什麼事？向內心深處的遠遊也一樣，首先要放下的就是人世間拉里拉雜的屁事。

放下何其難？沒有沒有，一點不難。通關密語跟著念一遍，「越是不羈的靈魂，越懶得跟人計較什麼，因為他們內心深處同時具有王者般的傲氣與慈悲。」還放不下？那你就念三遍。

◎非思量，任其來去

回想從前出去玩，上了飛機或火車，突然頭痛、屁股癢、睡不著要怎麼辦？不怎麼辦，當然是不去管它，反正不可能一直痛、一直癢、一直不能睡，很少人會因為這種無聊的理由就打道回府。向內心深處的遠遊也一樣，你曾經歷辛苦、感受過心痛，但請明白一點，苦與痛皆無自性，它們都是來來去去，不可能一直存在。

免否定、免在意、免放大、免壓抑。任何雜念、情緒，皆如落在流水上的花瓣，自己來的就讓它自己去，你省省事，別把花瓣撈起來帶回家研究，還用放大鏡檢查，不用那麼認真啦！除非你立志要當個心理學大師。

◎自得其樂，不與他人說

歷經前兩段淨化，現在你已經到達了目的地。請在你當下所處的空間中旅行。隻身一人，照見自己。不好意思，向內心深處的遠遊無法攜伴，只能自己一個人走。孤獨，是必要條件。至於姿勢，向來隨意。坐著臥著走著，都沒問題。請問今天，你想看什麼呢？欣賞光影流轉、聽雨聲悉落、聞聞清晨的青草香、賞玩身旁物件的溫潤觸感……，無論你願或不願，心淨之初，感官總會變得十分敏銳，顏色更美、飯菜更香，就連好茶，都會變得好上加好，你很輕易就能察覺到這樣的轉變。

◎欣賞一即一切，一切即一

當然啦，你若對感官體驗興趣缺缺，大可略過不管。你接下來的行程有兩個選擇，第一，放空無所事事；第二，欣賞一沙裡的一世界。放空的好處是，表意識暫時停止接受外界刺激，潛意識便有餘裕自動重整、除舊布新、該存的存該刪的刪。祕訣是，你可以盯著一片雲或一個燭光，純發呆。

每天花點時間放空是很好的保養，對於預防腦過勞特別好。這一點，我是以醫師的身分說的。如果你選的是第二個行程，那你替自己選了一條開悟的路，這一點，我是用過來人身分說的。你可以趁機解決心中的疑惑、解決不明白不了解、解決掉那個無知的自己。其實你想知道的所有答案，早已在你身旁。當問題一出來，相對應的答案也同時間誕生。不妨像找彩蛋一般自己去找找，這過程很有趣。答案可能有好多個喔，端看你問的是怎樣的問題。

英國詩人威廉・布萊克曾寫下美麗的詩句：「一沙一世界，一花一天堂（To see a world in a grain of sand, And a heaven in a wild flower...）」，任何一個存在於我們這個物質世界的物件，都足以讓你看見真實世界的全貌。詩人的詩句美麗，哲人的短語精闢，哲學家描述：「人世間所有，早已先天存在於上界。」我認為，他們兩人在心世界的吉光片羽中，都曾經歷過靈光乍現的頓悟。

於孤獨中向內心深處的遠遊，能讓真實的自己顯化出來。當你發現身旁有人不經意流露出拈花微笑那樣的笑容時，請別打擾他，找個清淨好地方，你也啟程，向心底的微愜意之境走去。

幸福手抄

我婉拒了不想參加的飯局，我和我自己一起，去旅行。我很在乎我的內心世界，我知道什麼樣的事物能令我心愉悅。我喜歡和我自己，靜靜地待在一起。看著「懂得享受孤獨的人通常智商都比較高」這樣的報導，我說，是啊！我是。孤獨是最高的獎賞。

21

斬斷不良慣性思維，善用意識造就幸福之城

永遠不要用珍貴的眼睛，去尋找讓你討厭的東西。

在量子力學的微觀世界中，所有粒子在被量測觀察前，樣態與動量皆充滿各種可能性。粒子以機率的方式存在著某種不確定狀態，正旋或反旋？出現在哪個位置？只有在被觀察那一剎那，才會突然間呈現出某一種事實。簡單來說，是我們的觀察、我們的意識，決定了粒子的樣態。

對於世界的描述，科學的語言精煉，而佛教哲學更融入了美感。正所謂一花一世界、一葉一如來，無不唯心所現、唯識所變，世界都在你的一念裡。既然如此，眼睛看的關注的、心中所念所想，豈能隨便？看出一個地獄，人就身處其中，所幸，用力看出一個樂土來，你，亦處其中。

可貴的關注力，從此只留給令人喜愛的現實

我有個朋友「找病」找得很熱中，花大錢鉅細靡遺把自己從頭到腳查了個遍。總算查出一個數值怪怪的，立馬興奮地拿來跟我炫耀，「怎樣，我就說我有病吧！」這……有病應該開心嗎？不該吧！莫非是我病了？在有需要的狀況下，利用儀器檢測，確實幫了我們醫生大忙。但在解讀上，還是要看大一點、前前後後通盤考慮才行。光看一個數字，就判自己有病，那倒未必。舉個最簡單的例子，年輕男孩子心急火燎衝上四樓去保健室量血壓，然後心儀的女同學又剛好在旁邊，那量出來的，八九不離十是假的「高血壓」。看到喜歡的女生心跳不加快，血壓不升高，那才很有問題。

本不該在你身上出現的，真的不要去硬找。你的心念、意識若真往那方面想，你的身體、行為，還真的就被你帶往那裡去。萬一想岔了、找偏了，請趕緊斬斷不良慣性思維，重塑一個帶領你通往健康幸福的思考途徑，才是正解！

現在不只是資訊爆炸，而是人人時時刻刻被各種訊息「轟炸」，網路時代關注力尤其稀缺如黃金，如果是我，寧可把精力留給值得關注的人事物，好讓令人喜愛的現實，逐步實現。

人若有心找苦，苦一定能被你找到

有人愛往自己身上找病，有人則愛指著他人找碴。

被不良慣性思維束縛時，人常常不能自知。若非每天持咒淨心，我偶爾也會犯這樣的毛病。看到一個人做錯一件事，不放心，竟不知不覺預期他下一次、下下次，也都會做錯。然後盯得特別緊。本來人家沒錯，也給我盯出錯來。真是我的罪過。說真的，人若有心找錯，那錯，便會無所不在。

情人、夫妻、親子間相處，找碴的狀況更容易發生。因為都是身邊最親近的人，自然觀察起來也方便一些。任誰不小心落入找碴找錯的不良慣性思維中，那雙方真的都會很苦很苦呀！

好比雨聲，喜歡聽雨的人，覺得下雨的時候好開心，本來的嘈雜人聲和交通噪音瞬間給蓋了過去，好安詳、好寧靜啊！討厭雨的人，就不一樣了，覺得雨落棚頂，滴滴嘟嘟吵死人，聽了就煩、就睡不著，還要不要給人活啊！

雨神無所謂，面對愛雨恨雨之人正反兩極評價，也只是笑笑。但嘆，人若有心找苦，苦一定被你找著。所幸，想要找樂，那樂自然也是遍地開花的。喜歡找什麼呢？你的心、你的眼、你的腦，都會幫你找來。因為我是做預防醫學的嘛，所以我常提醒大家少花力氣「找病」，多花心思「找健康」！目標是治於未病，年紀大了依舊康健、行動自如還能照料他人，這樣就很棒！

每天練習，把他人的可愛之處看出來

一旦察覺自己有「找碴」的習氣，你已經成功了一半。接下來一半，就是改路徑，擺脫不良慣性思維，優化思考途徑（Thinking Process）。若真要挑剔他人，缺點跟星星一樣多到數不完，所以我不找。我更喜歡召喚太陽出來，找出對方最耀眼的優點，把它放大、再放大。如此，即便缺點多如繁星，只要麗日當空，那星星只能隱而不現。

從苦病哀痛中迴轉，轉往幸福安樂之境。找健康不找病、找幸福不找碴。覺察自己找錯東西了，就向文殊菩薩請劍，果決斬斷即可。珍貴的眼睛、珍貴的心思，要把自己的珍貴之處找出來，把他人的可愛之處看出來，反覆做這項練習，人都不用去什麼淨土了，因為你所在之處，你已為己為人，造出了一座幸福之城。

幸福手抄

我發現美好的存在：存在於我居住的城市裡、存在於家附近的巷弄間、存在於我家、存在於我心。我關注著美好，它們就一一被我看出來。這樣真好！

22 何苦生氣何必生病？五個突破幻覺的煉心技巧

在你沒看見的地方、在你睡覺或靜心安坐的時刻，你並非把時間浪費掉、啥事都沒幹。相反的，你的身體，正悄然忙碌著。比方說大腦重整突觸，修剪掉不必要的記憶，騰出空間讓你能再學新東西；你的免疫系統同樣也沒閒下來，免疫指揮中心兵馬調度，使防護清毒功能更強大……透過種種內部生命能量自我調節機制，促進自身的修復、再生與自癒。所以古醫家才會說，「我們體內住著一個神醫」。

這個「神醫」不跟你要薪水，卻頗有個性、很挑工作環境。如果你太嗨、太怒、太怨、太憂或太恐懼，就好像把他辦公室的燈關掉一樣，讓他難做事。無明、沒有光明不只是自己傻呼呼的而已，還會妨礙自身健康，正因如此。在節目上或到各地演講時，我常說人可以用智慧幫自己點光明燈，好讓「神醫」能看見能看清楚，仔細照顧到自己每一個精微處、每一粒細胞。智慧之光熾盛，幽暗便不復存在，你感覺平靜、安心，善良地自心中輻射出祥和，照看人間。

外面的人如沐春風，而你自己，已逐漸轉化為不易生病的體質。給自己體內的神醫一個合理且明亮的工作環境，五個突破幻覺、讓智慧發光的煉心技巧，一起來看看：

◎改掉立即反駁的習慣

人都不喜歡被噓、被質疑、被否定、被按倒讚。沒經過訓練的一顆心，在遭遇這些時，往往會第一時間作出反駁反擊等反應。現在，我們給自己一刻鐘暫停時間，先別急著替自己辯護，而是去善用對方的「質疑」，當作清除「我執」的工具，掃描一下自己，說不定，盲點就這樣被你找出來。盲點恰如黑點，盲點越多越是遮光。當你一次次清除盲點，智慧之光也將日益清朗。

◎「我可以」而非「我應該」

五子登科，房子、車子、金子、妻子、孩子。是你自己真正想要？還是別人都這樣規定你，規定久了你誤以為是自己想要？自己的人生最好一次就活好活滿，活成自己想要的樣子，而非別人喜歡的樣子。仔細想想，比起辛辛苦苦去搞那個房子金子，還不如悠悠哉哉吃顆柚子和橘子。自己的「五子登科」自己定義。用不著每個人都一樣。

◎各有位置何須比較

傻的人，才需要透過和他人比較，來確定自己的「位置」。今天比隔壁老王多賺了十塊錢，贏了，好高興，我比較高級。哈哈，哪有啦，高級低級輸輸贏贏向來是隨人喊的。老王雖然比你少賺十塊錢，但他省下了兩小時工作時間去釣魚，就爽度而言，我判老王勝。每個人都有自證圓滿的能力和條件。每個人的生命功課跟任務也不盡相同。人若好鬥愛比、忍不住嫉妒，那肯定會有許多事情不盡如你意，但其實這些不如意都是飄渺無根的，實在不值得為它們煩心。

◎揮別「只有單一路徑」

爬過山的人都知道，任何一座山你要登頂，都不只一條路能夠上去。那，面對生活中浮現的大小問題，自己又為什麼要如此「頑固」？我們的心靈、我們的大腦，喜歡彈性、喜歡透過建立多條迴路，把單一條路徑，織成一張網。頑固、僵化，人腦就正式邁入老化進程。永遠記得要幫自己織網，發覺其他路徑、挖掘其他選項，這即是在有限人生中活出無限可能的方法。當你這樣也行、那樣也很好的時候，你會發現自己很有辦法很有本事，回頭看當初那個無能為力老生自己悶氣的自己，是不是好傻好天真呢？

◎抱怨吸引怨，爆笑吸引笑

善善相聚、惡惡相近。你抱著什麼，類似頻率的東西就會被你吸引過來。寧可抱娃、抱狗、抱枕頭睡大覺，都比你抱著怨氣更安全。替自己省下抱怨和不幸，無端遭逢橫逆時不以憤怒心迎之，改以同理心迎之！比方說你被一個火燒屁股的人不禮貌地超了車，生氣按喇叭罵他嗎？他又聽不到。打電話檢舉他危險駕駛嗎？結果自己邊打手機邊開車，自己才危險。我都會想，他可能是有什麼急事，譬如說腹瀉肚子痛，都快拉到褲子上，當然急。想到我自己都會笑出來。自己的人生跟別人沒什麼可比的，若真要比，何不比比看誰能維持心平氣和的時間更長一些？誰又能笑到最後呢？如果每天能笑著入睡又笑著醒來，那就太好了！

幸福手抄

生命中那些令我討厭的人事物，不求看不到聽不到遇不到，唯願我心，不受其打擾。常得輕鬆、逍遙與自在。

23

給心好累的你，三個恢復元氣的解方

心，不是拿來累的，也不是拿來瞎操心的。人心是用來體驗美好，連結智慧本源，是用來了悟實相、洞察世事的天賜超強配備。我卻曾見過有人這般懷疑自己，「我是不是太敏感了？」、「一切都是我不好」、「他這樣針對我傷害我，一定是我太差了」、「努力都沒有用，我怎麼會這麼糟糕」、「為什麼我動不動玻璃心碎滿地？」……會有這些想法，很可能是因為你配備的是新一代的傳感器（Sensor），靈敏度超高、能處理的訊息量超大，還能看見別人看不見的東西。別緊張，我說的不是阿飄啦！套句日本人的話，你連「讀空氣」的能力，都特別高級。譬如進入一個剛剛有人吵過架的房間，你立馬就能察覺不對勁。

共感力、同理心、敏感度特別強的人，有時確實會不小心把別人的煩惱，誤當成是自己的煩惱。或者是去了一個大家都很悲傷／憤慨的地方，自己也被感染把悲傷／憤慨帶回家。

給高敏感的自己，最高級的養護

高級的傳感器尤其需要額外保養。你如果很需要利用獨處來恢復元氣，你如果不喜歡去人多的地方，你如果很懶得講任何一句應酬話，你如果很需要自己的空間……這都很正常。我們常常在說慈悲心慈悲心，嘿，別忘了，這顆好心，除了拿來對別人，對自己，也是要一樣的仁慈體貼喔！善待自己同時也是在珍惜一個寶貴的生命，無須有任何罪惡感。

獨守善的你，如果遇到嘲笑、貶低或不贊同，其實不用放在心上。因為這些都像是風，風有熱有涼有寒，有金風也有春風、有暴風也有颱風，還有一些瘋瘋的，不知道在亂吹個什麼勁。風有流動傳播的特性，但其實它沒有根。除非你上心，否則根本就不用擔心。萬一上心會怎樣？會像是得了心的風濕風熱風寒，反正都不會太舒服就是。預防心病人不爽，恢復自在心的方法，下面告訴你：

◎做一些讓身體爽快的事情

因為身心靈是連動的，現在我們都知道，心理壓力大會干擾身體荷爾蒙分泌，那，反過來行不行？可以啊！你把身體弄舒爽了，心情肯定也會變美麗。泡溫泉、用熱毛巾擦拭全身清潔毛孔、像個女王一樣做整套SPA、騎單車攻頂、到河濱公園走走、揪好友泡健身房做重量訓練、開冷氣睡大覺。甚至，吃些好吃的、有營養的東西，也都可以喔！當有水分想從身體離家出走，而你又倔強不願哭泣的時候，流流汗，那也是可以的。

◎進行任何一種形式的創作

宇宙智慧之心，創造世間萬物。想跟這顆心產生連結，除了持咒，我發現跟它做一樣的事情，比方說創作，也非常有用。所有人與生俱來皆擁有某種創作天賦，音樂、文學、藝術這些是創作。而打理一個花園、用心煮一頓飯、編織一頂草帽、DIY一個別人以為是垃圾但只有自己知道這是個超厲害的裝置、把衣服或物品按彩虹顏色順序排列，也都是創作。

甚至邊洗澡邊哼哼唧唧即興唱歌、在社群平臺寫下發生在自己身上的好笑事情、幫家裡阿貓阿狗阿豬阿鼠拍一段逗趣短片、去廚房幫自己東加西搞做杯氣泡特調，誰說這些不是創作呢？只要好玩有新意、有意思，它就是！

◎給眼耳鼻舌身一些良好的刺激

覺察力強的人，固然對暗黑氣氛或渾濁氣場很有感，容易感到不舒服，所幸，對愉悅歡快也同樣敏銳，特別能感受到常人無法領略的幸福。何不善用這項特長？利用眼耳鼻舌身五感，來體驗當下的美好。像我最喜歡看看山、脫去鞋襪赤腳踩踩青草地。有時在樹下放空，聽一些好聽的講經或咒語。我還會敲擊我從尼泊爾訂做的頌缽，並在霧化機裡滴入幾滴檜木或檀香精油，喝著同事送來的美味手沖咖啡。於閒暇時幫自己的頭部按摩或用木梳梳頭。

眼睛看的、耳朵聽的、鼻子聞的、味蕾品嘗到的、身上皮膚的各種撫觸，如果能讓你放鬆，有愉快舒服的感覺，那你就算做對了！而你其實也是替自己的副交感神經在做這些好事情。副交感神經系統跟吃喝拉撒睡有關，跟放鬆有關，它是身體的自癒系統，能減輕身體發炎的程度，調節荷爾蒙水平，就連控血糖降血壓緩心跳，它在其中也扮演著重要角色。因此我才會說，在你恢復愉快、自在心的同時，身體也能得到不少健康方面的益處。

對於身心靈連動這種事，如果我們不用悲觀的態度去看待它，而是善用這個特性，那你將變成一個很有辦法的人。想要促進健康，有時從身體下手、有時從心靈來改善、有時關照心情，怎樣都行。充滿彈性、隨時能變通，這是最健康最舒服的活法。

幸福手抄

我保持開放的態度，喜悅迎接來到我生命裡的一切。我有許多方法，讓我的每一天都過得很好。我不間斷經歷一個又一個幸福時刻，這讓我回想起，正是因為你，我才會在這裡。我迫不及待想把這些幸福的感覺，和你共享。

24 贈人玫瑰不僅手有餘香，還讓你活得長壽又健康

你我皆為人，同住在一個地球上。互聯網時代，即便是遙遠的國度發生戰亂、疫情或是失業率特別高，就算自己的國家暫時沒事，但在民生經濟上、糧食供應上、交通運輸上，或多或少都會受到影響。同樣的，如果你願意發一個善心、行一個善舉，這些好的念頭和行為，也會對全人類產生正向的影響。假如今天有一千人看到我這段文字，興起祝福他人的念頭，那這一千次正能量的發送，累積起來就相當可觀。在進入正文前，讓我們先對全人類發送祝福：「祈願所有地方風調雨順、每一個國家國泰民安、整個世界和諧美滿。」感謝你的正能量。接下來，我就醫學的角度來闡述，懷抱正能量、利他，對健康有什麼益處。

有力出力有腦出腦，利他者怎樣都賺到

美國史丹佛大學的長壽專家曾發現，「經常幫助朋友或鄰居、關愛他人，並樂於為人提供知識、觀點的人，通常活得比較久。」密西根大學社會研究所的布朗博士也注意到，在她進行研究的五年中，擔任志工的付出者死亡率，竟不到未付出者的一半。現今醫療科技進步，活得久不稀奇，能活得健健康康、快快樂樂又腿腳有力，那才叫本事！布朗博士的研究對象個個超過六十五歲，他們居然還很有活力，能替不方便的人跑腿、打掃、提供接送或照料孩子。身體越活動越硬朗。科學家還發現，在替別人做點什麼的同時，人的大腦會分泌腦內啡，為你帶來快樂、正向的感受。「助人為快樂之本」這句話說得可是一點都沒錯！

利他人人皆宜，無特殊條件限制，並非有錢有閒、有餘裕的人才能利他。事實上，就有生了病的人在刻意練習利他後，病情獲得轉機。曾有醫生鼓勵憂鬱症患者參與公益活動，經過無私的付出、從事各種利他行為後，患者原本因壓力所引起的不適症狀，諸如抑鬱、坐立不安、無助絕望等，都得到相當程度的舒緩。越是投身公益，患者心情平靜的時間也越長。透過利他帶來的靜心淨心效果，甚至不亞於藥物。這真是一個珍貴的發現。患者減少用藥又讓弱勢者得到援助，醫生看著也樂得開心，簡直是三贏。

當你真心想去利他時，根本就沒有什麼能阻攔你。不管有病沒病、有錢沒錢、有時間沒時間，都有各種利他的方法與契機。

隨順隨緣隨手一幫，布施無畏及智慧

如果你沒病，那麼各種利他你都可以去做，連淨灘、淨山這種很耗體力的，也可以去挑戰看看，相信我，你會越淨越健壯。在我看來，人若懂得尊重大自然，山神河神海神都會覺得你很可愛，自然也會待你不一般。倘若你正生著病，體力精力不太好，就不急著做什麼驚天動地的大善事，先把自己照顧好、把自己養好。愛惜自己，也是一種利他。你顧好自己，不讓人家擔心，「拔除他人的擔心」這一點，就是利他。

有錢好辦事，造橋鋪路修佛塔，幫助國內外能讓你感動的社福機構，蓋收容所、學校或醫院，捐圖書館、救護車，那都是非常好的呦！沒錢也有沒錢的利他法，而且這種不花錢的利他法，還很高級。你可以施無畏、施智慧、施和顏悅色。讓人家不害怕，譬如說有女孩子很怕蟑螂，你幫她趕一趕，或擋著不讓她看到。也可以助人開悟脫離無知，譬如分享善知識、提供幾個你專業上的建議、將自身寶貴的經驗傳承下去。令人心神安定，在亂世中尤其需要，如展現從容不迫的態度、營造安定氛圍、露出親切的笑容，都可以化解很多不安。笑得好、笑得妙，或是你握著對方的手，拍拍他的肩，讓對方感覺到仍有人在關心他，這些暖心舉動，有時比千言萬語都還有效。

一枝獨放不是春，百花齊放滿園春

開運迎吉祥，讓人健康平安好運一直來一直來的方法，現在告訴你了，就是「利他」。但請不要感到有壓力，做自己擅長、喜歡的就行，太過汲汲營營去利他，接受者也會覺得有壓力。利他這種事，向來是隨順隨緣隨手最善。

相傳虛空中有張「因陀羅網」，線與線相交之處，結有寶珠，而你跟我，皆為寶珠，寶珠數量之多難以估計，而每顆寶珠又倒映出整張網上其他所有的寶珠。大家都是相互依存的，沒有人能獨善其身，最好，就是大家一起好。永遠別怕給了你就少了，給出去，你反而會變多，多些寬慰、多點開心。只有吝嗇或貪心，緊緊揣著捨不得給，那才會真正讓人越來越少、越來越窮。文末分享一句我覺得很美的諺語：「贈人玫瑰，手有餘香（Some fragrance always lingers in the hand that gives roses.）」願你此生過得又美又香。

幸福手抄

我疼惜我的身體，我展開的一切行動，皆出於善。我愛惜我的話語，我說出口的字字句句，皆為了傳遞愛。我珍惜我的念頭，我所念所思所想，離不開人人皆幸福洋溢的盼望。

25 就算他人有什麼不周到的地方，也儘量別心生不滿

不滿不爽不情不願不安，感覺不被愛、不被尊重、不被妥善照顧，一天當中，你累積了多少「不」字呢？不這個字有點像花托花萼倒過來的形狀，花應該是向上生長，而不是倒過來長，除非你在做乾燥花。我們又沒有要把自己乾燥成什麼木乃伊，不滿不爽的這種「不」，還是少一點比較好！「不」帶有否定的意味，在否定他人的同時，你是不是也把心關起來了呢？如果是這樣，那你的慈悲心在發揮療癒他人和療癒自己的作用時，可是會大打折扣。

無論你想要心想事成、心開眼明、心思縝密、心安神定，還是心花怒放，你都能憑一己之力將你喜歡的這種「心」，給煉化出來。有意識地用你喜歡的心、高頻且充滿正能量的心，去覆蓋低頻的心亂如麻、心驚膽跳、心急如焚與心灰意冷，這就是在提升自己的靈力等級。靈力升等，健康、快樂，那是伴隨而來的額外好處。

煉心要煉得出色，四大護法是「寬恕」、「謙虛」、「感恩」、「希望」。由它們來守護

你，豈止安全，即便你現在是池塘裡的小錦鯉，將來也很有機會能化為天上的遊龍。怎樣讓護法願意護你？首先，必須和它們心意相通才可以。下面四種想，請收進口袋放在心裡，好好去理解它。

◎他肯定也是有自己的麻煩，才會這樣

有時變局來得又快又猛，令人措手不及。無常，隨時都有可能突然跳到你面前讓你不能無視於它，即便事前準備再周到，猝不及防的忙亂時刻，你我都可能會遇到。如果今天是他人先遇到，然後他焦頭爛額，對自己有些不周到，這樣也是很可以理解的。

「人家正忙著呢，我就不添亂了」，找到新方法、妥協的辦法、用自己的方法顧好自己和身邊的人，那才是要緊。寬恕心起，怨懟心退。這一來一往，你就幫自己的靈性能量，爭取到向上揚升的空間。

◎我有我擅長的，但也有很多不會的

尤其菁英分子，或是當人家老闆的，當人家老爸的，當人家老師的，常會有一個誤會，就是自己什麼都會。要是真的十項全能，早就出國比賽了，哪還有閒工夫在這頤指氣使、指揮東

指揮西？像達文西這樣的全能通才，一千年才出一兩個，可惜不是你也不是我。

擅長的事叫天賦，不會的事拜託你不要全力以赴，交給專業的來，未嘗不是件好事。讓專家處理事情，自己意見不要太多，事情很容易就能辨好，謙卑心起，傲慢心退。這一進一退間，自我便不至於膨脹到遮住了你理解實相的慧眼。

◎謝天謝地，現在的我，還在呼吸

感謝的能力，每天培養、每天刻意找些事情來練習感謝，在人心浮動不安時，這是最快的定錨法。想轉念轉運轉憂為福，一個「謝」字，即是最短的咒。

要是覺得自己衰透了，連躺著都能中槍，真的不知道要謝謝什麼，或是謝謝誰的時候，那就感謝自己還在呼吸。能呼吸，你起碼就已經贏了路邊一堆石頭。感恩心起，厭世心退。在這悠然自得的一吸一吐間，你悄然轉化了命運，驅散了焦躁和陰鬱。

◎即便狀況百出，我仍能找到讓自己精彩的活法

樂觀過了頭，那其實也是一種病態，看起來還有些傻氣。我並非鄉愿相信所有一切都會好轉，我只是知道，不管它轉到哪，我都能找到相對應的活法，令自己安生。何止是我，你也一

樣可以辦到喔！

希望心起，絕望心退。疫退有時、霧散有時、花開有時、長風破浪終有時。願你我各自安生，待某個好時機，我們肯定會在某個好地方再次相遇。

幸福手抄

我知道如果我想感謝一個人，永遠都不會太晚。

__________（寫下你想感謝人的名字），我真的非常謝謝你，我很珍惜和你度過的那些時光，能遇見你的我，真的很幸運。

26 轉念急救箱，幫受傷的心貼上OK繃

我雖然寫過一整本《快樂醫學》教人如何快樂，但要我一整天都笑嘻嘻，其實我也做不到。現階段能維持百分之六十以上的時間，心裡是寧靜安適的，那我就覺得我很棒了。為了預防骨牌效應所造成的雪崩式崩潰，在每一個微創傷發生的時刻，最好立即處理，避免心靈傷口惡化、流膿、潰爛。

我準備了一個轉念急救箱要送給你，裡頭有四帖心藥，傷心時刻、遇到困難時請即時服用。

◎療癒飽受困乏摧殘的擔心

不足、不夠、不敷、不能，這些都是幻覺。尤其要小心「我沒錢」和「我沒空」這兩句口頭禪。如果講這兩句是你有意識用來婉拒一些不想參與的事務，那不礙事。但如果無意識經常脫口而出，就該有所警惕。

把沒時間運動、沒錢利他、沒時間靜心、沒錢養生……掛嘴邊，如此這般拒絕去實現一個身心靈健全的自己，就怕將來有時間生病。做任何事，向來都是豐儉由人，以走路為例，花一個月去山林間健走，花五分鐘自願去樓下倒垃圾，都是走。你可以盛大地做，當然也可以簡約地做。衝破「沒有」什麼的幻覺，你會發現自己「有」很多本事呢！

◎解放無聊厭世被困住的囚心

大疫之年，旅行曾經大不易，尤其是國外旅遊，有諸多不便。但其實，坐飛機是遊、坐郵輪是遊，向內心深處的遠遊，同樣也是遊。你樂意宅在家，讀一套自己喜歡的武俠小說，進到書裡恣意做回游俠，又有誰能阻止你呢？

古時候很多人不識字，要聽故事還得靠天橋下說書的。現在可方便多了，古典小說、修仙小說、科幻小說……要看實體書、電子書隨便找都一大堆，還有很多連載小說是免費的耶，就不信沒有入得了你眼的。

◎搶救被人嫌棄簡直要瓦解的信心

正所謂「一笑千山青」，「千山」象徵那些留在人世間、真正重要的訊息，心思要花在這上面。若浪費時間去思忖他人「不切實際」、「顛倒是非」、「愚昧無知」的言語，那可是要錯過青山了。

試想自己是臺電風扇，在冬天的時候被人打開，然後被罵，「這什麼鬼東西，怎麼都吹不暖。」你這臺電風扇應該會很想笑，暗想：「你是笨蛋嗎？電暖扇跟電風扇都分不清楚。」一人世間許多的嫌棄，皆出於無知。跟電風扇本身有沒有厲害、是不是耐用、有沒有十年保固，一點關係都沒有。另一方面，人類這種生物向來有一個很要命的毛病，在智慧未全開時，會不經意用自己的弱點，拿來嫌棄他人，譬如說很小氣的人卻指責他人很貪心云云，自己話說不清楚的人，反而經常厭棄他人用詞不精確、辭不達意。所以，別搞錯了，帶著醒覺的心智，你或許會發現，罵你那人，其實他在罵他自己。升起慈悲心，體諒一下，他也是被煩惱、無知無明給逼的。

◎昇華懷才不遇孤立無援的私心

總是不受待見、不受歡迎、不受重視，很容易讓人灰心喪志，覺得遭世界遺棄。其實，真的沒有這種事！每個人都是幸福國度裡一塊重要、不可或缺的拼圖。少了任何一塊，那幸福都不可能完整。

「那為什麼我做什麼都不容易成功？」、「老是可有可無的樣子？」、「別人似乎不怎麼看重我？」答案很簡單，被「愛我執」蒙住了心眼，就容易產生這樣的錯覺。最強效的解藥就是修煉「無我」，否則，至少也把「I」換成「We」。從前只考慮自己，現在升級去考慮「我們」。

無論在哪一段關係、哪一個群體中，都不可能有一個人能夠「獨好」，唯有旁邊那個人、那些人幸福了，自己才有高枕無憂的好日子可以過。於是已悟道的前人為我們留下了「利他行」這個精闢又超有智慧的指引，你周圍的人都好、都過得很快樂，那你自己還會衰嗎？相信我，絕無可能。請忠實發揮自己的價值，把自己那塊拼圖拼上，幸福國度超展開，缺你不可、缺一不可。

幸福手抄

當問題浮現時，我向我的本心發問，「為什麼會這樣？」我的智慧源頭總會給我解答，有時還附贈靜心解方。透過一次次心念轉化，困擾我的那些，全都迎刃而解。原來，繫鈴人是我，解鈴的人，也還是同一個我。

27 避開四大凶，求得到的幸福天天有

求抱抱、求提拔、求關注，向外面去求，人家不一定會理你。萬一所願未遂，心生不滿、感覺不被愛，甚至因此還自帶怨氣、自帶怒氣，都是沒有必要的事情，你沒有必要白白受這些苦。

自求多福這個成語你一定有聽過，確實是這樣沒錯。世間許許多多的福氣、福澤值，就跟會員卡點數一樣、跟悠遊卡一樣，是靠自己積來的、是靠自己去儲值的。求人家幫你增加福澤值？那是緣木求魚，求錯對象啦！不如求自己。你自己總不會不理自己吧！

求人不如求己，稍微想一下你就會發現，向外索求的成功機率其實很低。奇怪耶，究竟人家為什麼要理你？因為你長得特別帥、特別貴氣？還是你黑卡拿出來，是個億來億去的超級貴賓？若對方還真的理你、幫你、以上賓之禮待你，先別得意，因為那是對方有水準，而非自己有多厲害。這一點，請先看明白，接著我們再來談預防、來練習趨吉避凶，這才有意義。人若

想得吉祥、得福氣，靠的是「利他」和「自律」，這是趨吉的部分。而避凶，在煉心路上，以下四個最凶最危險，我們一起來辨識出它們。

◎最凶狠的邪魅是自己的妄念

如果有一天，你發現周圍的人都很機車，很不講理，那就要小心了，事實真相是，最機車的那個人，很可能正是你自己！相反的，如果你發現周圍的人大多對你很好，很友愛、很善良，還一見你就笑，那麼恭喜你，這一關危險你已經順利避開了，可以直接跳到下一項。

氣死了、怨死了、煩死了，常常這樣死來死去，對於開智慧、對於維持身心靈健康，一點幫助都沒有。請務必警醒地辨識出來，這些妖魔鬼怪是由你心幻化出來的小淘氣，而不是因為地獄之門忘記關，它們才通通跑出來欺負你。妄念都散了吧！速速退散。避開凶險、求得吉祥，自己要珍愛自己，不要自己欺負自己。每次要發脾氣之前，請這樣提醒自己。

◎最凶殘的妖怪是自己的傲慢

能殘害自己、阻擋自己開智慧的，同樣也不是地獄門忘記關而跑出來的那些調皮鬼怪，而是自己心裡頭的傲慢。說出來也不怕大家笑，我有時候也會忍不住覺得自己好帥、臺灣醫學院那麼難考我也考上了、又開了好多間診所好厲害、做預防醫學好高級、還上了電視出了書、中文講得不錯我好棒棒……。

在西藏，我們說「最凶的妖，是自己的傲慢心」。換成漢語，類似「滿招損、謙受益」這樣的意思。任何時候，人一旦自滿、傲慢，就代表成長的終結。一杯裝滿的水，再裝不進任何液體。大概是這樣的感覺。那可怎麼行?!讓自己變笨、智慧用不上、變成一個白癡，傲慢妖就是如此可怕如此殘忍。想到這杯驕傲滿滿的水，我就嚇到，趕快換一杯，謙卑的杯。

◎最凶暴的惡行是誹謗別人

自律可令福氣增長，其中一種很重要的自律，即為言語方面的自律。意思是說良善語、不說誹謗語。在網路上偷偷說，也不行!!

現在網路很方便，一不小心我們附和了謾罵言論或抱怨語，隨意留言。就算躲在螢幕後頭人家看不見你的臉，就算是無心無意識亂亂講亂亂寫的，只要任何批評誹謗負面評語會傷害到別人，其實也等於你在傷害自己一樣。大家住在同一個地球上，就像同在一艘船上。語言是有力量的，口中含斧在船上亂亂砍，萬一砍沉了船，自己不也跟著掉到水裡？請千萬小心。

◎最凶險的障礙是嫉妒別人

煉心人、修行人，很多人在同一個地方栽了跟頭，永遠止步、無法成就。什麼地方這麼凶險？你慈悲心不見、嫉妒心升起的那個地方。預防的方法是：看人家好，心裡要高興。

為了調伏嫉妒心，我會這樣想：我們同在地球上耕耘，人家耕得好，那對總糧食產量是有助益的，大家都不會餓到，所以我應該高興。看人家好，你心裡頭高興。如此一來，你天天都會有很多的快樂，也自然而然會省下很多沒必要的煩惱與計較。省心省事省煩惱。凶險避得好，幸福自來找。

幸福手抄

我是自由的。我可以選擇自己的觀點和想法。我選擇看見快樂、趨向幸福的那一種。我的心是能升起快樂的一顆心、是能感受喜悅的一顆心，是清淨明朗、愛己愛人的一顆智慧之心。

28

「對不起」和「謝謝你」，除病除障留下幸福

緣分，是一股肉眼看不見的力量，讓兩個人緊緊靠在一起。福緣、情緣來的時候，自然讓人如沐春風幸福洋溢，無論做什麼都大成功。但若來的是惡緣、孽緣，這就讓很多人笑不出來，甚至還慘到哭了出來。

不用哭，這週我們來練習兩句真言，「對不起」和「謝謝你」，淨化除障、延長幸福保鮮期，完全可以自己來。先來講淨化。

清除障礙的練習：對不起

佛家子弟很重視「發露」，意思是在眾人面前把自己的過失揭露出來。而非掩蓋它、無視它。就跟處理病根一樣，你要讓汗發出來、毒素逼出來、宿便屎出來……，如此，可避免劣化

惡化、避免錯上加錯，惡業擺著不理它，它可是會跟你算利息的。

人犯錯的對象有三種：對某人、對自己，以及無心令眾生受苦。這些犯錯，就替一個又一個惡緣起了頭。要人不犯錯，基本上不可能，好比你去旅遊，衣服難免弄髒，只要你有在人世間行走，難免會犯錯。

但不能因為這樣，你就「我錯我驕傲」。衣服要洗、人要沐浴，而人心的除穢，也是需要時常淨一淨的。怎樣淨？首先，你要意識到自己犯錯、意識到錯誤本身是錯的。不要光是去討厭那個結果、討厭惡果，這樣沒有利益。一旦你開始使用覺知自省，那就啟動了清潔、療癒的機轉。對不起，你跟自己說、跟某人說、跟天地說。

接下來，對自己說聲「我原諒我自己」，然後悔過修正，方法是自我約束、持守正道。對某人，遇得到他你就對他說「對不起，不好意思啊，以後不會了」，然後做一些彌補。若遇不到他，你可以去利他。對一堆人犯下的錯，能在這堆人面前道歉，那你很棒，若不能，彌補的方法是練習此後對他人的善行升起喜悅而非嫉妒，合群地跟眾人一起成就好事，而不要把自己看得太重，沒有人稱讚感激你就不幹，別這樣。

說對不起，相當於幫心靈洗澡。悔過能燒煩惱薪、悔過能延金剛壽。會說對不起，並能理解你在對不起什麼，而不只是嘴上說說，這樣做的好處是：身心靈得淨化、災難痛苦減少、削減罪業、移除負面想法，你如此勇於承擔，還可大大減輕心理負擔，這對維持心靈的安詳安定，是極好的！

所有因貪心、生氣、不明白不了解、傲慢、猜疑所犯下的身口意上的錯誤，請用「對不起」來修復，化解宿怨、斬斷惡緣。

發現美好的練習：謝謝你

某某人對你很好，你知不知道？你不知道。你的一項成功，背後有許多無形的力量在支撐你，你知不知道？你也不知道。你身上數以萬計的免疫細胞很認真在幫你防堵外來病源微生物，你知不知道？你大概也不知道。「謝謝你。」現在你知道了，你可以說這三個字了。對愛惜你的人說、對成就你的人說，也對自己說。

在臺灣，都是相當聰明的人去當了醫師。想想我還是做預防醫學的呢，好高級啊、我好厲害啊！傲慢心時不時跑出來、像隻調皮的猴子一樣。所幸，「傲慢心起、福澤即離」這個道理，我還是明白的。

我發現，調伏傲慢，「謝謝你」這三個字有奇效！我每次一講，總能順利想起，人都是靠互相幫助、相互依存才能活下來的。沒有一個生命，能獨立存在。我今天好，那也是因為眾人促成的關係，並不是因為我特別厲害，有什麼三頭六臂還是超能力。我每天都這樣提醒自己。

身在福中願知福。福神來了，認不出來那多可惜？一句謝謝你，福氣就留下來吃飯了，兩句謝謝你，福氣就在你家過夜了，三句謝謝你，福氣跟你如影隨形。透過謝謝你這句真言開啟慧眼，它總能看出人世間最美好的那一面，包含他人的優點，和自己的長處。

為了寫給你看，所以才有了現在你手中的這本書。臺灣每年三、四萬本中文書出版，茫茫書海中你挑中我這本，還讀了那麼多字，在此請讓我誠心說聲：謝謝你。

幸福手抄

我願臣服在愛的力量中與世界合而為一。一切都是最好的安排，我知道、我相信、我感謝。感謝前來成就我生命的一切眾生，謝謝你們，你們都是珍寶一般的存在。

29 一心獨處閑靜，開智慧的行前準備

出國旅行有所謂的「行前準備」，把衣物帶齊、證件帶齊、備用藥帶齊⋯⋯。同樣的，修行煉心，準備成為一個充滿真智慧的人間行者，也有行前準備。其實這個行前準備，我曾經花了一整本書來講解它，也就是《靜心・淨心》這本。

現在，我打算就用這一篇，直接為你的心定錨，快速幫你進入狀況，無論是要讀書升學準備考試、學習新技能接新工作，或是單純為了煉心，這個靜功，都很好用。廢話不多說，「靜心五想」直接來。看一看，想一想，將自己打造為易開智慧體質。

◎人身珍貴，不容浪費

如果你這期發票都沒中，無須怨嘆。因為你在虛空中，早就已經中了一次宇宙大樂透，因此獲得人身並投生在地球這座美麗的寶藍色星球上，是非常幸運的喔！比抽中一輛瑪莎拉蒂還

厲害。

永遠記得把時間精力留給最值得的人事物，保護好自己的身體和心靈，別隨意地輕賤、傷害它們。

◎此生有期，要做快做

「等我發財了，我就要來怎樣怎樣」、「等小孩都大了，我會去如何如何」、「等我這個那個，我絕對會這樣那樣」……。雖然現在醫療科技很進步，你其實可以把健保卡上的實際年齡打八折，當成生活年齡這樣過，但人類整體壽命延長，可不是為了讓你傻傻過、稀里糊塗過，還又大手大腳恣意揮霍。

希望每天叫醒你的是夢想，而不是鬧鐘或是屎小孩。該做的、想做的不要等，這一回的人身生命是有期限的，難保下一回還能再中一次宇宙大樂透，所以，該做的、想做的，抓緊時間去做吧！把生命托予現世，勿托來生。

◎蘋果熟了，一定會掉下來

對，然後牛頓就被砸中了，接著為我們完美解釋了地心引力。任何長在樹上的果實，只要沒有被鳥鳥吃掉、沒被猴仔摘掉，那最後，是一定會掉在地上的。這個大家很容易理解。

但我很奇怪為什麼很多人對果報有很多誤解，比方說平日裡肆無忌憚使壞，躲在螢幕後面打著鍵盤罵人，卻以為自己會一點事都沒有？又或是什麼都不做，卻妄想好果會成熟？人的所作所為，無論善與不善，都會衍生出相對應的結果，這是必然的。

很多人羡慕藏人特別能順應逆境。我在想，可能是我們對於因果的理解，普遍存在著這樣的共識：「即便過錯是他人的，但業障一定是自己的。」當自己遭逢逆境困境，能理解那是自己先前造下的業，所有因只要你埋下它，還幫它澆水，它就會在未來某一個時機點成熟，該承擔就承擔，不用討厭也不用躲，反正也躲不掉，這個宇宙就是如此公平。電影《無間道》裡有句臺詞，其實也很類似這個意思，「出來混總是要還的。」於是乎，我總是儘量對別人好，因為我希望在將來某一天收到不管是貓的報恩、鶴的報恩還是豬的報恩，都好過別人丟過來一顆石頭或猝不及防一記冷箭。

◎太在意我，一定會受苦

我是金枝玉葉的貴人，所以我肯定不能怎樣怎樣。你們都要尊敬我、愛護我、崇拜我、討好我。當這樣的「I」成為你靈性揚升上的阻「礙」時，這樣的私我、小我、愛我執，都可以拋一拋了。

把自己放小，變成小寫的「i」，那你的彈性和可塑性就變得很大很大了，宛如水元素一般，幻變無常形。請用「i」開始你的新人生，你是 independent 獨立自主的、intelligent 聰慧的、infinite 無限的、incomparable 無與倫比的、indomitable 百折不撓的、interesting 有趣的、impressive 令人印象深刻的，還可以是很 international 很國際化的呢！請用「i」來開啟你嶄新的煉心人生。

◎執意貪求，求不得快樂

「如果你癡迷於得到你想要的、執意遠離你不想要的，便會常常不快樂。」永遠不要自以為窮、自以為困乏，在你抽中宇宙大樂透那一瞬間，也已經注定你的人生是億來億去的，而且至少有「兩億」，心億則樂，分別是美麗的回憶與為人著想的美好心意。為了避免你一屁股坐在鑽石山上，坐擁金山銀山，卻不知道自己很富有。請經常進行以下的觀想練習：今天你買了一籃橘子，你把小的醜的留給自己，把大的甜的圓胖的剝給小朋友跟長輩吃。或是今天你是廚師，你把煎醜了的荷包蛋留給自己，把煎得漂漂亮亮的太陽蛋端出去給客人。將貪心煉化為愛心，「兩億」就到手，你不僅豐足，還會常常很快樂。

幸福手抄

我隨時準備好、隨時都可以出發，啟程前往任一個我生命藍圖裡的有趣景點，去體驗、去感受、去完成。

30 除去標籤，還人身人心自由

不知道你有沒有看過殭屍電影？殭屍跳跳跳，逢人不是咬就是戳，被道士一張符咒拍上額頭，立馬不能動彈。我覺得道士好厲害喔！鬼魅邪祟不能作怪，自然大安人心，但要是換成大活人被貼了一張什麼在額頭，被限制這不能、那不行，反倒看起來令人不太舒服了。

電影是電影，然而現實生活其實也差不了多少，人常在自己身上貼標籤而不自知，還有一些標籤是別人替你貼上的，嚴嚴實實將人困在了一個「標籤陣」中。悶啊！不自在啊！不能動彈做什麼都不對啊！如同一個「囚」字，好好一個大活人被框在陣法裡，出不來逃不掉。那心情，自然是厭厭地又很鬱悶。

單兵如何處置？簡單。破陣而出。不用等貴人、等白馬王子幫你拿掉標籤，這樣太慢了，不知等到猴年馬月，不如自己動手比較快。祕訣是「看出來」，意識到它。只要你能「看到」標籤，就絕對有辦法破解並親手撕了它。是說標籤長怎樣？講幾個我看過的，「女人就是要結婚生子才完整」（每次聽到這個我心裡都會想：屁咧，所有人生下來不都是完整的一個人？是怎樣可以生出「半個人」？你生給我看）、「我處女座，龜毛很正常」（誒，不是，我也有認識爽朗帥氣不拘小節的處女座，別一竿子打翻一船處女座嘛）、「我這人就是刀子嘴豆腐心啦，沒有惡意的啦！」（胡說八道，沒有那樣的心意，嘴裡能講出這樣的話？連狗都不信）。

自在人生攻略，悟出無我無常

我一定要怎樣怎樣才可以，不是如何如何我就不吃，沒有這樣那樣我絕不會滿意……標籤貼越多，不管人家貼你還是你自己貼上的，都是在加強標籤陣的效力，把自己越困越緊，畫地為牢。還不快快把標籤一張張撕下來！如此，無論任何時候，你都能找出可能性與可行性。這就《心經》教給我們的自在人生攻略：無常、無我。靠這兩招，無陣不破。

人世間所有人事物、局勢，都不斷地變化中，乃至人的思考、感覺、想法、眼界也都不斷在改變，能夠理解到這一點，你即刻便從無明、受困的狀態脫離出來，從此再不會想標籤人家或標籤自己。都是會變的、都是能變的。去標籤用說得容易，但有些標籤實在不容易發現也不容易去掉，下面四個小撇步或許能幫得到你。

◎用第三人稱重看自我處境

跟人吵起來、陷入混戰時，自己宛如濁水游魚，什麼都看不清。看清的方法即為「無我」。你可以想像自己靈魂出竅飛上雲端，從高處俯瞰下面那個自己正在跟人有理說不清、正在做一些蠢事。或是你用美國心理學界常用的方法：改採第三人稱，也就是「他」，來思考或描述事情，藉此也能跳脫框架、中立理智、減少情緒干擾。

◎別只看苦，留點眼光給甘

人人都說無常苦，殊不知，苦亦無常。苦盡之後甘就來，真的是這樣。很多時候，人是痛苦並快樂著，比如你去跑馬拉松、去守一個戒律、喝一碗苦茶，那都是苦甘苦甘的呢！

◎要知道，規矩從沒統一過

史書說秦始皇一統江湖也統一了度量衡，從此大家都按照一樣的規矩在做生意、在過生活。其實並沒有！你心中那把尺跟我心中這把尺，刻度從來就沒有一樣過。打個商量，不如我別量你，你也別量我，好不？非是局中人，莫論是與非，我沒有經歷過你的經歷，同樣，你也沒經歷過我的，對彼此都寬容一點，好日子也就更從容一些。

◎說不得，千萬別惡詛自己

「我沒錢」、「我就是沒水準的鄉下人」、「我好慘」、「我好笨」、「我沒人要」、「我去死一死算了」……這些是最糟糕的標籤，任何時候，都不要這樣詛咒自己。因為這些都不是真的！真相是，「沒有開始，也沒有結束」、「沒有黑，也沒有白」、「沒有得到，也沒有失去」、「沒有生，也沒有滅」。

幸福手抄

一切均為圓滿。我的一切都很完美，我無須向任何人證明什麼。我每天每天，從早到晚，都很可愛。而且還會一直可愛下去。

31 同理共情，神入一葉，知千秋

在人世間，緣有許多苦、許多怨懟，起因於不明白、不了解。以利他為例。有人利他利得頗為熱心積極，怪的是，對方非但不領情，還覺得不勝其擾，真是狗咬呂洞賓，好心被雷劈。哎，不對啊，人家明明缺的是水，你卻抱了柴薪來添。人家明明要的是時間，你卻大剌剌走進來占用更多時間。如此不被嫌棄，不被說一聲「煩耶」，那對方還算是挺知書達禮的。良善的好心沒有錯，錯的是你終究沒看明白他的真實需求，壓根你倆根本身處錯位時空。

任何良善的心意，都不該被浪費！這週我們來學一個高階的心之煉金術：「同理共情」，意思是徹底用對方的角度來看事情。看他眼裡的世界、吹他吹過的晚風、走他走過的暗路。同理共情得越到位，不明白不了解的迷障瓦解得越徹底。此後，若你真心想為某人好，一出手便恰到好處又很及時，更讓彼此皆大歡喜。然就自己而言，也有好處，就好比你這臺相機本來只配一顆最簡單的傻瓜鏡頭，你多練一個對象，便多解鎖一顆新鏡頭，遠的、近的、廣的，甚至超廣角、超望遠，什麼魚眼、微距……只要練得勤、練得好，這些，你都能一一得到。

本來只能看清一個方向的你，開始進入他人生命情境中，甚至在同一個時間能用路人甲、路人乙、路人丙的眼睛看事情，具備這種多點觀察的能力，那你的世界，就變得很立體。同理共情，同時也是升高視界維度的一個很有效的修煉方法。類似千里眼順風耳這類神通，現世都不用再練了，有一支手機，開視訊、問Google，全幫你辦成。倒是同理共情這項功夫，即便最厲害的人工智慧到現在也都還很不可靠，所以，不偷懶，自己練起來吧！

用豬聽得懂的方式去跟豬好好講

人跟人最遠的距離，莫過於用盡千言萬語還解釋不清，對方還跟你「蛤？」、滿頭黑人問號、老是會錯意。當你決心「徹底用對方的角度來看事情」之後，你自然會開啟豬語音，用豬聽得懂的方式跟豬好好講，也會用獅子的語言和獅子對話。什麼怨懟、什麼苦，都因為你升級了自己，瞬間灰飛煙滅。

對了，不講你可能不知道，「進到對方的世界」究竟啥意思？世界就世界，難道還有他的世界、我的世界、誰誰誰的世界之分？有的！即便所有人都處在同一個場域，吸一樣的空氣，曬同一個太陽，從甲、乙、丙三人眼中看出去、由他們意識投射出去的世界，還就真的一模不一樣。

說極端一點，同一個地點，有人如臨地獄，有人卻身處天堂。譬如向來習慣了乾燥的中亞人，進到馬來西亞森林裡去，便非常不適應，站在陸上卻好似浸在水裡，渾身濕得難受。但對於眾家猴鳥走獸，這樣潮濕溫暖的熱帶雨林真正是天堂，隱蔽多，食物多，吃到飽還都不用付錢。

同理共情的練習對象，不限於人，你也能試試進到動物的情境裡去，用牠們的眼、牠們的心，感受你認為理所當然但實則截然不同的世界。隨著觀察者改變，這世界不只一種樣貌。若誤以為大家看到的都是同一個世界，自然雞同鴨講、同船不同心，現在我說得有夠清楚了吧！不同眼、不同心、不同意識，看出去的，自然都不會是一樣的。

所有機車人的背後，都有一段悲傷的故事

能理解「不同意識身處於不同境界」這點後，你就可以開始進行練習，與對方同步化，好似開啟藍芽，把兩個裝置連線在一起，開始用對方的眼去看，用對方的耳去聽，用對方的心，

去感受他的感受。看到不忍卒讀處，你終於恍然大悟這個機車人能機車成這樣，原來還有這樣一段故事啊！很多答案，你一問再問，問天問地問 Google 的那些，透過這項同理共情練習，你自己就能幫自己解惑。答案會比 Google 告訴你的還透徹、還深刻。

練習徹底進入他人的生命情境中去看去體驗去同理共情，不光為了好玩而已，不光為了幫自己多添幾個鏡頭、多加幾支監視器或望遠鏡，最重要的目的，其實還是在於利他。更貼近生命跟實際需求的利他。希望你能好好地使用這項超能力，把對對方的愛意、愛惜之意、愛護之意，毫無打折地傳遞出去。再也別雞同鴨講。

幸福手抄

人心生一念，一念成劫、一念成圓，我願滅心火彌揚、生萬世清涼。

32 面對比較心的解憂處方箋：我感謝我自己，成為我自己

每天早晨醒來，有做過靜心練習的人，可能會說：「啊！又是美好的一天。」或是「感謝我還能呼吸，可以使用這樣的身體，開啟這全新的一天。」然後，你拿起手機，看到別人的訂閱數按讚數超過自己、看到誰誰又全家出去玩在海邊爽、看到隔壁老王坐著賓利出門、看到同事業績比自己亮眼、看到某某某的訂單更多、看到那個誰比自己更年輕更漂亮……，這時候，得意的一天，即將轉為失意的一天。

你沒有自己搞砸自己的人生，說實在話其實也沒有誰能搞砸你的一天，只有那比較心、嫉妒心，這個愛幸災樂禍又見不得人好的小惡魔，能在你耳畔嘰嘰喳喳，挑撥你和天公伯的關係。當他說，這世界對你不公平，你不滿、你憤恨，你信了他，你無端升起許多煩惱，再多聽他說兩句，接下來自信心慢慢瓦解，身心健康也逐漸被摧毀。

所幸，他是一隻住在自己心裡的心魔，當你直視他，並給他一個白眼的時候，你已為自己

的命運，做出了選擇。你決定來煉化一下這隻淘氣的小惡魔，「提煉出有效成分，丟掉有毒的部分。」

能治病的比較心，這樣煉出來

順利提煉出有效成分，這個「比較心」居然還能治病咧！治什麼病？治癒人的失志病、懶散病。在你安於現狀、躲在舒適圈遲遲不肯出來、覺得凡事無所謂不要緊沒關係的時候，這經過煉化的比較心，就比蠻牛紅牛還好用，能帶你飛帶你衝，給你一雙飛向夢想的翅膀。

如果跟人比較後，自己宛如大夢初醒的獅子般勇猛精進，那就代表你成功提煉出了有效成分。恭喜你！

那，有毒的成分又是什麼呢？你因為比較計較嫉妒，而產生了傷害他人、貶低他人的念頭，這些屬於有毒的部分。會妨礙身心健康的，就是這種毒素。很危險，我必須提前跟你說，預防心靈中毒，提前離析出有效和有毒的部分，前者你使用它，後者你丟棄它，這樣就沒問題了。

有時你會發現，光想著，「我不能比較」、「嫉妒對人生無益」，竟一點用都沒有，很難去澆熄所謂的負面情緒。如果只是暫時性壓制壓抑，等累積到一定程度爆發出來，那更恐怖，破壞性更大。這時候不妨透過充滿智慧的思維力去煉化他，讓他驅使自己精進，卻又不會傷害到任何人，這樣最安全，而這個「人」，同時包含了別人和自己。

沒有意義的比較，就別比了吧

還有些時候，我們不只拿自己去和他人比，又拿自己的小孩、老公或女朋友，去跟旁人比。這樣一比下來，最厲害最體貼的，永遠會是「別人家的小孩／老公」，最年輕漂亮的，也永遠會是「朋友的女朋友」。怎麼比都輸的時候，人當然會很不爽。

問題是，真的有輸嗎？魷魚跟猴子比爬樹，那肯定輸。但若猴子跟魷魚比潛水，猴子則完全沒有勝算。誰勝誰敗，很多時候只是項目的問題，與實力無關。如果有人把你放到某個莫名其妙的項目裡去評比，大可不用理他。愚蠢講不聽，就任他去吧，強迫他去理解去改變，豈不是自己也犯傻？永遠不要拿別人的過錯或無知，來虐待自己。咖啡評比的時候，硬要拿一瓶醬油來參賽的人，要是我看到了，也只會笑笑的而已。頂多給他八十七分，不能再高了。

透過感謝，才能發現真實價值

放太多精力在比較上，反而容易錯失真正重要的東西。「透過感謝，發現可貴。」這個方法，希望你儘量去活用它。常常這樣練習，整個人生都會不一樣。

拿剛才「別人家的厲害小孩」為例，看著自家孩子，現在你或許可以改說，「謝謝你成為自己的樣子，你長成你自己、活出你自己的精彩，我感到非常驕傲。」當然，最要說的對象，是自己。此時此刻，請靜下心來，輕聲對自己說：「我感謝我自己，成為我自己。我為自己感到驕傲。」感謝你珍惜自己，我替你感到驕傲。

幸福手抄

我感謝我自己，成為我自己。我其實也很欣賞你，成為你自己。

33 Day & Night 人的淨化、水的淨化

回想從前求學時代，有些章節特別重要，考前好心的老師會直接說，「我百分之七十以上會從這幾頁出題喔。」對我這種讀經很會讀書不太行，但求過關不求滿分的人來說，死活也要把這章全部背起來，記得滾瓜爛熟。如此一來，即便其他篇章來不及看完，至少都還能拿個及格。

維持健康，其實跟準備考試也很像。現在我直接告訴你關鍵、洩題給你，不求不死，但求老後健康腿腳有力、事事能自理不求人。維護老年生活尊嚴的健康關鍵，就是「水」！宇宙與人體享有共通的地水火風空五元素，在五大元素中，最重要的「水」元素，重要性占百分之七十二。

其他與土地、土壤、跟吃東西有關的「地」元素，占比百分之十二。而跟呼吸、風的流動、空氣、循環相關的「風」元素占百分之六。「火」元素對應熱能、光、太陽、維持體溫與

新陳代謝，它占百分之四。剩下的百分之六是空，在西藏我們用空性、空間來理解它，而印度人稱它為「阿喀許（Akash）」。

顧好水元素，起碼不會被當掉

關於健康，最重要的篇章是水！這部分希望你別失分。光是搞好一個水元素，至少就已經及格了。水有多重要？有水，生命才能存活，你瞧瞧，就連「活」這個字，都用的是水字旁。

下面教大家一個淨化水的方法，利用這被祝福過的盆水來灌淋身體，能除去一些令你心煩意亂的負能量、髒東西，身心靈都會感到舒服。

◎自製淨化水

前一晚先裝一盆水起來放隔夜。靜置之前，你可以持《藥師佛心咒》或任何一個你常念、能帶給你力量的心咒，以此加持水源。不會持咒的人，你可以對著水說一些好話，去感謝它、稱讚它。比方說，「你是一盆很棒的水，謝謝你變成甘露，來幫我促進健康。」諸如此類。早晚各一盆。都要對著水說些祝福的話。

◎使用淨化水

早上淋一盆，前一晚靜置、加持過的水。晚上回家再淋一盆，自早上靜置、加持過的水。一天沖兩次，從頭一口氣倒下去。

我實際執行了數個月後，發現自己該有精神的時候更有精神，該睡覺的時候更容易入眠。想要利用非藥物的方式恢復自律神經平衡，這種強效的清新法你可以自己在家裡嘗試看看。剛開始會有點刺激，做幾次之後你將感到整個人煥然一新。比較容易開始的時間點是夏天秋天，天氣還溫暖的時候，水比較不會那麼冰。又或是你根本就住在熱帶地區，那麼，一年四季都是開始執行的好時機。

放假去親近大自然，當你在海裡、冷泉池或河邊玩水時，你還可以試著把整個人浸泡在水裡，然後快速起身，快速破水而出，來回做個幾次，像是在「刷新」自己一樣。如果你去印度恆河旅行，或許恰好就會看到有人正在這麼做。這跟我教你在自己家裡淋水，有異曲同工之妙。如果你很幸運住在大自然懷抱中，又離乾淨的水源很近，那就不用那麼麻煩還蓄什麼水，直接去溪裡河裡或瀑布下沖一沖，就是最棒的淨化。

幸福手抄

我是個很懂得保衛生命的衛生之人。我接受活水洗禮，在每次淨化後，宛如重獲新生，我感覺非常清新。我以各種方式與水元素產生連結，包含淋、浴、浸、漱、滌、濾、灑、潤、潔，這些互動都讓我越來越好。

34 做好業力管理，福澤爆棚，小人退散

大學商學院裡教的是企業管理，出了社會賺錢以後你開始學財務管理，四、五十歲身體浮現一些小毛病後你認真做健康管理……還有一個很重要，也該投注精力好好管管的，那就是「業力管理」。

關於「業力管理」，大多數人壓根連聽都沒聽過，當然更不知道從何管起，如此一來，在惡業成熟之際，常常會感到慌張和痛苦。業力管理這方面，我們西藏人倒是很有經驗，從小學到大並修習到老，下面，就來聊聊怎樣讓鳥人鳥事傷不到你，而你還會更有福氣的方法。

讓自己活得好，福氣一步步疊加

業力管理是有步驟跟順序的。你從最關鍵的「心念」（Mind）開始，練習控制它、儘量

去看清事情的真相／實相，接著調整「態度」（Attitude）並擴展格局，態度決定你高度的意思。然後你的「思維途徑」（Thinking Process）會慢慢轉變，往良善、美好的那方向去變。

如果上面三個步驟都有做對，你的「情緒」（Emotion）會相當祥和穩定、每天至少百分之六十以上的時間都是愉悅快樂的。這帶給我們什麼好處呢？敵人消失你看什麼都順眼，眼睛看到的、心裡想到的、嘴巴說出來的，甚至是你做的任何行為，都符合善與智慧，充滿慈悲與「能量」（Energy）。

用這樣的狀態行走人間，你不僅讓自己的身心靈維持在一個很平衡、很健康的狀態，你還把良善的磁場輻射出去，讓你身邊的人，甚至是環境，都「天堂化」，轉化為良善之地。靠近你的人，自然而然會展現出他們最好的樣子，並且大家一起實現初衷、發揮天賦、互相幫助。

呵護精微身，生命能量良善運作

西藏醫藥學中很講究關照生命能量，也就是「命氣」的運作，命氣接近中醫「氣」的概念。修行人日日馴化調伏自心、觀察自己是否有做好業力管理、同理心慈悲心發展得如何、有沒有打開智慧與覺知來過生活，這些都是在照顧自己體內的生命能量。照顧好了能怎樣？於內，身體所有細胞的記憶，都符合善，人會越來越健康，老舊細胞將以一種更好的方式再生，大大降低劣變、癌變的可能。於外，你持續締結善緣、良緣，而非惡緣。

管理業力，強化善連結，我有三寶：忍辱、慈悲和同理心。而當我想遠離煩惱、斬斷痛苦源頭時，兩個面向我會特別注意，分別是「負面記憶」與「妄想妄念」。

在時序上，負面記憶是過去的，妄想妄念屬於未來。人常常就是因為過去發生的事情在持續受苦，也因著對未來的擔憂、悲觀的、杞人憂天式的念頭所累。嘿！別忘了，你時時刻刻都是活在當下的呦！現在，你可以把那些東西通通刪除，這些存在你記憶體上的雜訊垃圾，很會干擾能量，越早處理你就越輕鬆。抱持正念、活在當下都能很好地去清理掉雜訊，你還可以練習接下來我第三章教的四種呼吸法。呼吸、調控風息，宛如一把開啟正念覺知、回到當下的心鑰，對於平息妄念特別好。剛開始練的人可能會越呼吸頭腦裡念頭越多，但這只是暫時的，可視為一種好轉反應。就像你平常不擦窗戶就都沒看見灰塵，實際去擦的時候，隨便一抹灰塵都一大堆。煉心、練呼吸也會這樣，度過這個階段，後面將漸入佳境。

最後再教一個拒絕惡業上身的方法，以免你舊垃圾沒清完，新垃圾又加進來。大道至簡，這方法真的超簡單，拒絕惡業的烙記（Imprint），祕訣是：「不理它」，不作反應。換成年輕人的話來說，就是「我也只是笑笑而已」。其實這也正是我的傳家寶「他人之惡，不上我心」

的真諦。靜定安慮得，不記仇、不嫉妒、不計較、不比較，忍辱、慈悲、同理心升起來，心裡祥和安定，得大自在。

幸福手抄

我將自己進化為高頻能量場，持續向外輻射出愛與慈悲。我感到安定愉快，所有靠近我的人都能輕易展現出他們最好的樣子。我婉拒低頻率的仇恨、猜疑、敵對、嫉妒和抱怨，我支持關懷、良善、感恩和創意的能量，在我裡面流轉。

35 珠寶盒練習，收盡世間珍稀異寶，滾滾紅塵煉真心

修心、煉心，藏文為「洛炯」（Lojong），「洛」就是心的意思，對我們來說，最重要的一顆心，那就是菩提心、慈悲心。都說修行修行，修的正是這顆心。

請親身感受，前所未有的身心靈健康

修慈悲心很好嗎？修了會怎樣？筋骨柔軟有彈性、心臟強而有力、心中充滿愛。以藏醫藥學的語彙來說，是中脈、日月脈都通暢，生命能量在體內流通無礙。從中西醫角度解釋，是自律神經、內分泌、體內的陰與陽都平衡。人處於平衡狀態，想睡時馬上能睡著、清醒時精神飽滿、吃東西消化好吸收讚，連代謝都沒有差錯。然就靈性療癒這部分而言，那才是真正厲害的。修心修得好，你能解放心中貪魔、嗔魔、癡魔至虛空之中，自己會獲得一種前所未有，開

放、清明、爽利的舒暢感。沒有了這些魔障阻礙，智慧之光將明朗地被彰顯出來，萬丈光芒本來該怎樣就怎樣。

有趣的是，沉溺於欲樂，每天都有好多好玩的事、想要什麼都能變出來、錢永遠花不完的人，因為過得太爽了，所以根本沒有動機跟環境去修行。反倒是常常會遭遇苦、碰上難的你我，因為想要離開苦難病痛、因為有各式各樣的煩惱、因為會遇上形形色色的怪人，因此反而更有那個環境去修，有那個對象，讓我們進行特訓。

利用這週，我們來做一項「珠寶盒練習」，遇到下面這些人，請把他們當成珠寶收了，將自己變成修心大富翁。

◎視怒罵你的人為黃金

罵誰呢？罵我嗎？我是誰、我在哪裡、我在幹什麼？你把自己抽離出來，宛如靈魂出竅飄至雲端，看自己正在演一齣八點檔連續劇。會有一點好笑。但你本人不要真的笑出來，因為對方看你笑會更氣。

人家被粗重煩惱逼急了罵你了，你若跟著怒嗆回去，那就是接了他的煩惱。跟著他一起鬧，可能還會把惡連結烙在自己的命運筆記本上。不接招不胡鬧，別作太大反應，默默把黃金收下來。

◎視看扁你的人為白銀

「別人都怎樣怎樣，你怎麼就這樣這樣」、「真沒用真沒出息」，類似這樣的羞辱語，天天有人講。某一天朋友傳來一則笑話，員工甲問：「沒出息的同事可以參加尾牙抽獎嗎？」主管乙回答：「不管是沒出席還是沒出息的同仁，都不要頒獎給他。」出席寫成出息，我也是醉了，電腦會選花生，但不一定會選對字。

別人看扁你那是他眼睛裡有業障，你真的很扁嗎？還是本人其實圓潤豐腴？人家說你扁，你真的會變扁嗎？要是真那麼方便，大家都不用辛苦減肥了，站那邊給人說就好啦。管人家怎樣評價你，當笑話聽聽別認真，白銀就入袋。

◎視勒索你的人為珊瑚

無論金錢上的還是情緒上的勒索，都屬於「逆增上緣」，讓你蒸蒸日上的一種奇妙緣分。只不過這種緣分比較特別，它以一種逆境的樣貌來到你身邊。幫或不幫，其實都可以。你開心願意有空有閒，就幫。你不開心不樂意，就斬斷。

斬不下手，那是自己的問題，不是別人的問題。能做到斬釘截鐵處事俐落說話乾脆，夠爽快，珊瑚就到手。如果你是你自己意識的主人，那「勒索」這個情境，其實它是無法成立的，明白嗎？就好比詐欺，有人詐你欺你，如果你意識醒覺智慧清明沒辦法被任何人騙到，那就只是對方自己在唱獨角戲而已。

◎視煽惑你的人為琉璃

誘你以利、說漂亮話哄騙你的、用邪魅之事煽動你的，你會跟他走嗎？頭腦不清楚的話，搞不好還真的會喔！邪、魔、魅這些最會趁隙而入、最喜歡趁你虛要你命。

不過它們其實也是來幫忙操練你的防護系統的，讓你確實做到一點縫隙都沒有、一點邪見都沒有。隨時隨地，有歪立即正、逢髒立刻清。清淨無染的淨琉璃，就讓你帶回家收藏起來。

◎視苦毒你的人為珍珠

天然產出的珍珠，是因為異物入侵，搞得牡蠣、蛤蚌和貽貝不太舒服，於是用碳酸鈣把這些異物包起來才形成的珍珠。

海族能這麼做，我們人難道還不如一粒蛤仔？一樣可以如法炮製，將讓你不太舒服、突破你防線、入侵你生活的人事物，用你的才華把它們通通包起來，變成什麼好東西。萬物皆可用，會取材、會改造、會轉化，那你自己就能源源不絕產出許多珍珠來。

視妒嫉你的人為鑽石、視無視你的人為瑪瑙、視怨恨你的人為白玉髓，滾滾紅塵中形形色色的人們，個個都是珠寶。都是你修習慈悲心的對象。無須刻意找尋，寶貝自己會送上門來。抓緊機會，趕緊修行。

幸福手抄

感謝在我生命中出現的每一個人，無論你愛我憐我惜我，抑或欺我負我，任憑順與逆，我同樣感謝。感謝你們來到我生命中，依約與我相遇。

36 超高階煉心術，發揮慈悲心驚人療癒力就靠這一招

慈悲心是宇宙間最強大的溫柔力量，當人的身心靈心受到妥善呵護時，療癒與轉化的奇蹟，就會發生。

越住越有感覺，我確信臺灣確實是一個蓬萊仙島沒錯。很多善良的人、修為很高的人、對推動公眾利益很感興趣的人，整個仙島上到處都是。從大家在我臉書、YouTube 留言，或是私訊給我的內容上來看，我發現滿多人靈性程度已經非常高級。所以，現在我打算來教一個很難、很少人能做到，超高階的修煉法。縱使很不容易，但我相信你已具備達成的潛能與福澤。

這個超高階的煉心術就是：「當別人忤逆、謾罵、取笑、貶低、做出任何不利於自己的舉動時，自己的心能夠去理解，對方之所以會這樣，乃是出於無知，也是因為被他自己的無明煩惱給逼的。雖然不認同他的言行，雖然會及時保護好自己，但對於他的無知、不正解，不想跟他開戰、不想反唇相譏，心中升起更多的是悲憫與同情。甚至還想要去利益他、喚醒智慧。」

成為令人心安的存在，將自己改造為不易生病體質

你今天幫了人，人家向你道謝，你跟他都很開心，這屬於正常狀況。而在艱難的狀況下，卻能看出自己靈性能量的高低。你今天幫了人，人家居然反咬你一口，朝你吐口水，結果你還願意接著繼續幫。這容易嗎？不簡單喔！這樣的你，宛如一顆稀世寶珠，是人間醫者、是宇宙間令人安心的存在。

而這樣的人，我在臺灣看到的還真不少！既然屬於高階煉心，隨之而來的利益，當然也是非常高級。在身心上，完成這項修煉，自己維持心平氣和的時間會更長，這對血壓、對心血管和血糖穩定都很好。你不會因為緊張而消化不良、不會因為悲傷而影響肺和呼吸、不會因為煩躁而淺眠多夢、不會因為恐懼而眩暈心悸。你不會因為情緒、因為心的七上八下去擾動命氣，而干擾到自癒與再生、排毒機制的運作。煉好一顆慈悲心、抱好一顆慈悲心，相當於在為自己打造不易生病的強健體質。這是花錢買不到，也沒辦法僱人代煉的。非得自己用功不可。

是說身心均安，這已經很棒了，然而，就靈性與命運上的益處而言，那才更加可觀。人家對你壞壞，你不使壞回去，這樣做的好處是預防惡業烙記在自己的命運筆記本上，此後你將與衰事無緣。因為你跟它們實在太不一樣了，所以一些奇奇怪怪的，大多不會想靠近你。更進

一步，你為對方好，用他聽得懂的方式教他，或把正念正知正行正覺，怎樣說人話、說好話，親身示範給他看。以這些方式去利他，不用等到什麼曆法上的大吉日，你的福澤值已在翻倍增長。於此同時，你幫人的能力會越來越強。常常煉心，你對惡的抵抗力會很有力，心魔難以作祟。

大善人一秒黑化，不是不可能，累積千萬世的福澤值瞬間崩潰，也不是沒有發生過。現在教給你的這個超高階訓練，能有效鞏固和壯大自己的慈悲心。不知道明天會遇到什麼，時刻守護好本心，即是最有效的預防。最後，再來複習一次增進福澤值的方法，有六個：

- 布施／利他。
- 守戒／自律。
- 忍辱／安忍。
- 精進／不偷懶。
- 禪定／靜心淨心。
- 開智慧／不要白癡。

這篇所講的「超高階的煉心術」屬於法布施的一種，你幫忙人家開智慧，你教人家利生的好方法，這些都是很高級的利他。下回你遇到壞壞的人的時候，可以趁機練習看看。反正都遇到了，喊倒楣也無濟於事、喊打喊殺反而結下難解惡緣，不如把它們通通變成肥料、化為靈性養分，從淤泥中開出蓮花。

幸福手抄

不知道明天會發生什麼，不管命運待我如何，只要我有在呼吸的一天，唯一支持的就只有善良。善慧是我唯一依歸，替別人開智慧也替自己開智慧，幫助他人行善也助自己堅守良善。

37

誹謗語不會直接傷害身體，除非他噴一言你懟十句

他人對自己說出一些不真實的指控、誹謗，宛如在外頭亂跑的小強（蟑螂），著實討厭恐怖又煩人，但小強不太會衝過來咬你或對你的身體造成直接傷害，而且如果你不去一腳踩爆牠，牠身上的病菌也不會一下子噴散開來。對待街邊小強，任牠自來去，最是安全。而用同樣的態度面對誹謗語，一樣也很安全。先來看看如果你因為人家一兩句話，一直去在意它，覺得委屈，情緒波動很大，此時你的身體裡正發生什麼事？

第一，血液循環受影響。人在生氣、緊張、憤恨時，肌肉跟著緊繃，而穿行於肌肉間的血管空間受到擠壓，宛如馬路突然少了一兩線道，運輸大隊大塞車，自然得使出升高血壓這樣的強化手段。就健康血管而言，偶爾被擠壓幾下，應應急，完全不成問題。但不良情緒可不比上健身房舉的槓鈴，那麼容易放下。惡劣情緒持續的時間一長，血管就會很辛苦。所以我才會說，預防心血管疾病、中風或心肌梗塞，宜煉心靜心，管理好心理層面的負擔，可避免情緒如

脫韁野馬爆衝，給自己添麻煩。

第二，自律神經與內分泌被擾亂。因為在意他人觀感，活得很有壓力，聽不得人家講你幾句，這樣的壓力，偶爾出現，也完全沒問題。但一樣也是怕它變成慢性的。超過三個月以上的慢性壓力，容易對自律神經和內分泌系統產生負面影響，擾亂它們正常運作。接著代謝差、排毒差、睡眠差、拉肚子或便祕，都有可能發生。

就像路過街邊的小強，誹謗語不咬人。但如果你讓它變成能夠毀你的「毀謗語」，那它的威力，足以讓人吃不香、睡不好、夜間起床如廁好幾次。越不在意、越能當作沒聽見，或是聽到了，也只是笑笑的而已，那麼你就是在替自己預防許多生理心理上的不適症狀。面對誹謗語，我是這樣想的：

◎人要放屁，關我屁事

罵人謗人的不實語，跟屁一樣臭。如果有人想嘴臭，讓屁一般的污濁言語從口中放出來，那我也是尊重他這樣的特殊「屁好」。今天若我不小心讓他罵到了、臭到了，我走去別的地方，清風吹一吹，這些濁語濁氣，自然會散掉。佛系處理法，輕鬆不麻煩還不沾手。

如果我今天被激怒了，他講一言我說十句懟回去，那我豈不是也在講屁話？讓臭臭的屁從自己嘴裡跑出來？我又不是海葵，吃跟拉都從同一個口器出來。人家講一言我懟十句，我好厲害？並沒有，能保持身心放鬆，讓血管不受擠壓、血液順順地流，這才是真本事。

◎誹謗自古有之，並不稀奇

從前沒有網路，於是潑婦潑夫上街去罵，三姑六婆九叔十二伯碎嘴鄉里，當然也有上書皇帝寫文言文、寫詩誹謗同僚的，用字高級但行為一樣有夠低級。現在網路方便，不用站到街上罵，在鍵盤上敲敲打打，罵天罵地罵政府，罵豬罵狗罵男友，從早戰到晚，從南戰到北。載體換了，但誹謗語，它依舊在。

自盤古開天以來，人被誹謗這件事，天天都有，並非什麼新鮮事。言語有風的性質，能傳遞會擴散，可能吹過你也有機會吹到我。如果吹到你的左耳，請讓它從右耳出去。別停在大腦或留在心上，惡劣的濁氣交由天地去淨化，清潔溜溜。

◎愚蠢的人，才會在口中含斧

誰喜歡跟誹謗者同行？大概只有跟他同樣有誹謗癖好的顛倒是非者，才會都湊到了一塊兒。以毒舌犀利沾沾自喜？恐怕自己被攻擊的機會也會增加不少。口中含斧揮向他人的人，其實最後都砍到了自己。

有智慧的你，早就看清了這一點。早就知道，與其含斧，還不如含花。用話語消解他人恐懼、疑慮，用話語為人注入勇氣、力量，用話語助人開悟、傳遞祝福……言語有靈，能開啟靈性智慧，也能成為傷人的惡靈，端看你選擇怎樣的方式去使用它。

幸福手抄

祈願世間誹謗語皆如耳邊風與街邊小強，或生或滅，於你我無著無縛，無壞亦無傷。

38

給自己一個明白實相的機會，少批評多消化

習慣性批評人、道人長短，有個先天上的壞處，那就是你永遠沒辦法看清事實真相。偏見蒙蔽智慧，令人心染上塵埃，自己怎麼因此受苦的，可能連自己都搞不太清楚。因而我更傾向透過轉化思維模式、提高視界維度、升級心靈能量，開開心心做一回明白人。

傲慢心起，智能直直落

從沒使用過智慧的人，常常會莫名其妙誤以為自己高人一等，不經調伏的一顆心，那是傲慢心。這顆心管不住嘴，喜歡任意評論他人，說三道四，說得好像自己十分高級、道德完美，別人都錯了云云。傲慢心叫人誤會自己已經很優秀了，不用學了，也不用聽人家講。如此一來，常會與貴人和智者擦肩而過。尤其是那些最厲害的人，通常還看起來很樸素很普通，認不

出他們來，白白錯失精進契機。

傲慢心跟癡愚心經常手牽手哥倆好，無知所以傲慢，又因為傲慢，過度膨脹的自我鬼遮眼，讓人更加一無所知。自傲、自大、自滿、自爽、自誇、自我中心……都是裝在你後背包裡的雜物，既沒屁用還又很重，把你的空間塞得滿滿的。突然將你送上金山銀山鑽石山，這麼滿的背包，再裝不下任何寶貝。著實可惜。

平等心起，波瀾不驚好清新

常開著自己本心內建的智慧導航，在江湖走跳的人，調伏心猿意馬已有一定功力。智者能以平等心待人，此舉有許多益處，比方說心中常能維持和諧水平，情緒不會如坐雲霄飛車般起伏駭人。

平等心練得好，看逆境、順境，看好人、壞人，看雨天、晴天，那都是一樣的。不會特別激動，不特別喜歡，也不特別厭惡。好好維持心中的平和，對維持健康平衡特別有利。平等心練得好，可以預防因個人喜好而生出的貪著，也可以預防因個人厭惡而生出的嗔怨。若想順順地開展智慧，貪心、嗔心，還有癡愚心，這三顆心你千萬要小心，別放任它們坐大。

謙卑心起，惜彼更甚己

若能養好平等心，你至少已經達到煉心的中階程度，滿優秀的其實。還想更上一層樓，請接著鍛煉自己的謙卑心。謙卑心將替你幻化出一對翅膀，讓你不用大粒汗小粒汗慢慢爬，帶你直接用飛的，快速通關。

以大海來做比喻，你更能明白這個原理。上善若水，善利萬物而不爭，海納百川，有容方成大智慧。大海真正有厲害，謙下、位處於最低處，自然而然，什麼水都流到海裡去，根本用不著牽管線或僱用水車，輕輕鬆鬆就成為地表上最大水域。大海很完美地為我們示範了站對位置的好處。

修煉謙卑心之所以能使智慧以跳級的方式增長，其中一個關鍵因素在於，你不斷去減少自我中心的話語及行為、捨棄狹隘的世界觀，相當於一直在幫自己除障、淨化，你的心智、心靈版圖隨之逐漸擴大，廣袤千里、上下無邊。與傲慢心畫地自限，打造癡愚牢籠關上自己的狀況相比，你更想要讓自己的心安住在哪裡呢？

幸福手抄

強中更有強中手，我永遠保持謙虛開放的態度，去聽去觀察去學習。我捨棄傲慢的自我、我與時俱進、我與天地自然合一。我能看見我的愚昧時刻，我享受智慧的靈光在我心裡流轉。

39 體驗不被痛苦污染的福氣，超越凡俗分別之見

想過上好優雅、好福氣的自在人生，一定要會觀察自己的心，正處於何種狀態。因為心裡所想的，會指引你的行動，萬一想錯了、想偏了，把你導引到什麼痛苦深淵還是孤獨荒漠，那就麻煩啦！等著天上掉下來一個白馬王子把你救出來？呃……，沒有那種東西，從天而降的通常會是鳥屎。

與其空等人家來救，不如一開始就不要走錯。一起來辨識下面這兩種心，「知性的認識心，它屬於智慧心。」、「無知的計較心，它屬於煩惱心。」想要哪種結果，就選哪種心。我通常是選第一種啦！常聽我家鄉的老人家們在講，不要有分別心、不要有分別心。青紅皂白不分嗎？高矮胖瘦沒差嗎？並非如此。要是真的這樣什麼都搞不清楚，那是癡呆人，整個世界在癡呆人眼中，就變成一整坨、渾沌不明、意味不明。

能分別出界門綱目科屬種，各種生物不同的屬性，那是有智慧的人才能做到的事，這是認

識心。懂得分門別類，能促進知識發展，很棒！去提醒自己「不要有分別心」的真正意義是，提醒自己避開無知的計較心，藉此遠離諸多煩惱。去區別你的、我的，我才是正常、你純屬反常，我比較高級、你比較低等，我比較厲害、你比較智障……這一類虛妄不實的分別，都是沒必要的分別，既不是事實，也沒有意義，而且還很折損福氣。簡直沒一處好。

如果你想要自我折磨的時候，你只要以自我為中心、自私自利，經常計較比較，隨後，源源不絕讓你氣憤、嫉妒、煩惱的事，就會像噴泉一樣冒出來，保證源源不絕。誒，等等，這篇要教的是積福享福，不是要把人泡在什麼煩惱苦海當中啦！盼你能優雅地領受生命本該享有的美好，下面三項，是我的快樂祕方，現在送給你：

◎比起為自己，為別人做些什麼，更快樂

英美學者很愛研究快樂從哪來，許多調查報告結果都指向「為別人做些什麼，快樂的感覺更深刻更持久」。比方說你看電視耍廢、喝肥宅快樂水，能有多快樂？頂多幾分鐘幾小時，最長不超過一天。靠精製糖獲得快樂感受，副作用卻是心情低落。長期無糖不歡的人，很容易出現這樣的情形。

但如果你去沙灘撿垃圾、幫人解決問題、奉獻自己的時間和體力給某個慈善機構，那，隨

隨便便，幸福快樂的感受，至少持續一個星期。甚至事隔多年再回想，你都還能很樂。

利他是消解分別心、計較心的天然解藥。如果你不去計較你的我的他的，爸媽對哪個兄弟姊妹特別好而虧待自己，如果你不去緊緊抓著什麼不捨得放，如果你不再惋惜著曾經損失過的一毛錢，那即便是大象，都能漫步在雲端。如此輕盈輕鬆的感覺，請務必親自體驗看看。

◎看他人億來億去，不如替自己找出一個如意

「他這麼糟糕、這麼弱這麼遜，為什麼可以領得比我多？」、「我再怎樣努力，永遠比不上含著金湯匙出身的他」、「為什麼別人如此幸運，我這麼衰小」……人比人，氣死人。用這幾種方式來評價自己的人生，你很快就會把自己給氣死了。

沒經過訓練的眼睛，往往只會看到他人光鮮亮麗的一面，事實上，表面再如何風光幸運的人，如果他不懂修心煉心，也可能還是有一重又一重的煩惱，你沒辦法想像的那麼煩。根本不必羨慕他。

將目光看回自己身上，自己真的不如人又一無所有嗎？那倒未必。羨慕別人有錢，不如欣賞自己有閒。羨慕別人年輕，不如欣賞自己充滿愛心。羨慕別人嫁入豪門，不如欣賞自己本身就是一個好門，還完全不用依靠別人。你無時無刻都能這樣看好自己，常常看，越來越多的

「好」，就這樣被你看出來。

◎丟掉頭銜好惡貴賤之別，好好和他人相處

至少要七個顏色，才能成就一道彩虹。我能分辨出紅橙黃綠藍靛紫各有不同，但不至於誤以為紅色比黃色優雅，或藍色比綠色高級。任何憤恨不平，不能與他人和平共處的艱難時刻，請想想彩虹。

自己之所以能成為一個老師，那是因為有學生，自己能成為一個母親，那是因為有兒女，自己能成為一個寫文的，那是因為有讀者，自己能成為一個麵包師傅，那是因為有人吃麵包。所有人都是相互依存、共生相生的，沒有了別人，「自己」這個觀念也將瓦解。想到這，還有心思去攻訐他人嗎？哪敢啊，還是看著別人好好的，自己才能安心耶。

幸福手抄

我相當看好我自己。我的每個笑容都幫我預約了得人疼和好人緣。我的每個行動都引我踏上了好健康的人生道路。我的每個念頭都替我預言了十分美好的未來。我真心相當看好我自己。

40

能自由使用心靈力量的人，通常都不會只有一種觀點

當煉心成為你的日常後，你將逐漸發覺，自己的心靈力量，是非常有力的，能幫你辦成許多好事情。比方說心想事成、恢復健康、實現天賦、使人快樂、助人脫離痛苦。心靈能量等級越高，能服務的人越多、能實現的層面越廣。

問題是，怎樣幫自己提升能量等級？講一個快速升等的祕訣，那就是如果你做一件事，是以他人、以多數人的利益為優先考量，而不是只在意自己能不能變得有錢、有名、有聲望，那你使用心靈的權限，通常是被開得很高的。你是宇宙的超級貴賓，是宇宙間一個重要的存有。「利他」屬於快速有效的升級方法，接下來再講一個腳踏實地的方法，同樣能讓你的心，越來越自由、越來越好用。我們從開智慧眼方面著手。

智慧之眼超越時空限制，前因後果清清楚楚

首先，請捨棄狹隘的、單一的、獨斷的智障眼，改用寬廣的、多角的、包容的智慧眼。智障眼帶著不正確的偏見，看出去，什麼都是錯的、都是扭曲的，常令人莫名其妙糾結在一團混亂之中。智慧眼就不一樣了，它能突破時間和空間的限制，讓你在了悟原因和結果上，洞燭其奸、洞燭其先。原因和結果幾乎在同一時間能看到，一目瞭然，這是一種預防之眼。擁有智慧眼的人，因為太知道會有怎樣的結果了，因此在造因上，都會非常小心、格外謹慎。

如果一目不能瞭然的時候該怎麼辦？那就二目、三目、四目……，多多看、多角度去看、拉長時間去看、用敵對方的眼睛去看，你就絕對能瞭然。瞭然於心很重要！因為解決方法，總在瞭然後生成，尤其當你想解開一個難題、脫離一個困難的處境時，不瞭然，不容易。接下來，開通智慧眼的功夫，我們一起來練練：

◎沒學過天文物理學，至少也要看過科幻片

我祖輩的西藏醫師很神奇，都能觀測天體、推算曆法，並在吉祥的日子裡製藥和治病。看天吃飯大家都知道，但為何又要看天治病呢？因為人體跟天體有許多共通處。比方說生命能量

「赤巴」運行在人體中的日脈，而這股能量會受到太陽影響。

不懂藏醫完全不要緊，你應該有上過物理課吧？太陽系行星的運動軌跡，或許你還玩過模型。文組不用學天文物理，那也沒關係，你至少有看過科幻電影吧？太空船在一球一球的星球間穿梭的畫面，有印象嗎？稍微有印象就可以了。現在你應該能明瞭，日月星辰都不是圍著自己、繞著單一個某某人在轉。了然了嗎？了解了你就知道自我中心有多麼無厘頭多麼荒唐。固執在自我中心這個觀點上，肯定會有很多苦頭要吃，因為宇宙就不是這樣在運作的嘛。固執己見、貪戀私利，任誰都能代替月亮來懲罰你。

◎歷史常是戰勝方寫的，不能單看一本

某某殺敵無數的英勇將軍，在戰勝國的定義中，他是英雄。誒等等，他傷的是誰家兒子、誰家子孫？在受害者家人眼裡，這將軍可能比鬼還恐怖。任一條生命受到傷害，都讓人非常不捨。如果主動發動攻擊的一方飛去外太空看看，飛遠了看地球也不過就一粒灰塵那麼大而已，在一粒灰塵上打來打去，是在幹嘛？如果這不是智障，那什麼才是智障？

對人抱持敵意，還是一種特別傷害心血管健康的念想。當你心中不小心燃起敵意小火苗，請儘快把它熄掉。想想，你準備攻擊的那個人，也是人家的女兒、也是誰的父親。他或許也有

他的家要養，想想他的家人，縱使他有萬般不是，你也能霸氣原諒。勇於原諒，才是真英勇！

◎網路餵你的是同溫層消息，到別層看看

心裡想的，終會來到身邊。這一點，在互聯網時代已經實現。你今天在網上搜尋一個日本雜貨，接下來，一定會被無數日系、雜貨、生活小物給「砸中」、彈出視窗硬塞到你眼前。大數據比我媽還知道我喜歡什麼。看新聞也一樣，你老是關注某一個傾向、某一個面向的訊息，這類訊息就會鋪天蓋地把你的螢幕占滿。怎麼滑怎麼瀏覽，都是這一類東西跑出來。這沒有不好，但也沒有很好。

時不時，請從同溫層中出逃，去看看外頭更大的世界。看多了、長見識了，你或許就會發現，從前很多的爭執，都在雞同鴨講，很多的意氣之爭，根本沒必要爭。

常採取寬廣視角、能理解多方觀點的人，才是能自由運用心靈力量的智人。智慧眼多多用，智障眼收起來，相戰不如相愛，把和人吵架的時間拿來耕耘福田，你我都會是很有福氣的人。

幸福手抄

一手執花，一手掌劍。慧劍斬的不是敵人，是自己的執著。我喜歡知因識果的自己，我喜歡具有深度洞察力的自己，我喜歡嗅覺敏銳、見解超凡、不受偏見左右、理智清明的自己。

41 五元素煩惱卸載術，清空心靈雜染，開創無限可能

在西方預防醫學領域裡，面對可能危害身體的毒，有兩個策略，第一是辨識毒避開毒，如採取公衛措施或是施打疫苗。第二項策略是淨化排毒，比方說運動流汗、吃香菜螯合出重金屬、進行血液淨化療程等等。如果人的循環代謝功能都正常，其實人體對大部分的環境毒素都有一定的自潔機制，只要別長期累積太多、太超過，那都不會以疾病的方式顯化出來。

至於心靈的部分，東方醫學系統，尤其西藏的藏醫、印度的阿育吠陀，則從五元素的平衡來看待排毒，對於促進心靈健康，很有一套。跟身體一樣，心靈也有心靈的自潔機制，前提同樣是你不要積毒積得太多，常常清，人就常青。而且也比較不會出現智慧被蒙蔽、理智斷線、情緒低落這類問題。卸載心靈垃圾，讓心自在的活法，下面分地水火風空五元素來談：

◎用步伐感受土地，觀想堅實安定

西方醫界有所謂的運動處方箋，視狀況，老藏醫有時則會要求病患前往神山，走走路、轉轉山。任何時候當你被「坐困愁城」的感受所束縛時，請立即用雙腳幫自己走出一條生路。是真的去走喔！不是坐在家用想的。公園可以、河堤步道可以、城市漫遊也可以，有機會到國外走走，那更可以！有多煩你就走多久。特別是想要撫平對於「生存」、「老化」和「安全感」上的不安與焦慮時，由大地傳遞給你的安穩頻率，有助於幫你拿回自己的力量。

要知道，能走路是很難得的一件事，只有在地球這星球上，你才能這樣一步一步走。換成其他行星，要嘛引力小到你踏一步就飛出去，要嘛是氣態星球，連踩腳的地方都沒有。感謝地球，我邊走邊與腳下的土地產生心的連結，察覺到大地的可靠、堅實、穩定，生養萬物而無爭。

◎水能沖走農藥，也能帶走你的傷痛

洗水果時我們用細小的活水慢慢沖洗，就不怕吃到殘留的水溶性農藥。而在心靈上殘存的負能量宿醉，一樣也可以用淋浴，或當頭一盆水澆下來的方式來做淨化。（人的淨化、水的淨化完整說明，詳見第一八七頁。）

天冷時不敢一盆直接從頭倒下來，改泡熱水澡、以熱水淋浴也很好。淋浴時觀想水把身心靈毒素、髒污通通帶走。泡澡時，你可以觀想熱水正在深層療癒你每一個細胞、淨化你的精微身。感謝水，幫我靜心淨心，讓我一次次重新出發，並且隨心自在。

◎火化憎怨貪婪，燃起對生命的熱情

火元素在清潔的效力上，最最威猛。不管是憎恨、怨懟、愛計較、愛嫉妒、貪婪，或對人抱持敵意等種種心毒，你都可以觀想在虛空中有一盞燈火，把它們通通燒成灰燼。而這盞燈，就是你心中滅除大闇、照世如燈的那盞燈。

感謝燈火，燒化愚見，護我不受我執我笨我驕傲的干擾，令我心智慧重見光明、透徹明白如淨琉璃。

◎風化煩惱憂愁，呼出濁氣納入清氣

當你疲憊不堪且不快樂的時候，好好睡上一覺，醒來就什麼事都沒了。如果醒來感覺還是一樣糟，甚至更糟糕，那，請幫自己進行一次深度清潔。無須特殊器材，你只要會呼吸就能辦到。

首先，嘴巴呼出那代表虛妄不實、代表虛假不真切的濁氣。再來，鼻子深深吸進大口大口那代表愛與慈悲、充滿能量的清氣。感謝風，山澗清風上心頭，長風萬里送煩憂。一股濁氣、怨氣憋著，一吐為快。要是吐一次還不覺得快活，那就吐兩次、吐三次……吐九九八十一次，將煩憂吹到九霄雲外。

◎空，本來無一物，無一物中無盡藏

從地水火風一路過來，我們現在進入到空。如果前面你已經把我執、把毒素都儘量清理到某種程度，那麼你現在應該能看見真如、自己的真實本質。空有兩個層次，第一層是「本來無一物」，比方說你的那些煩惱，本來都是沒有的東西，何苦與它纏結？從今天開始，你可以不用再承受這種妄念之苦了。第二層是「無一物中無盡藏」，空是什麼都沒有嗎？其實，空是什麼都有喔！

如果你捨棄了煩惱上的糾結，捨棄了妄念，那你的真如本心，可以幫你「變出」很多東西，有什麼呢？蘇東坡說：「有花有月有樓臺」。大詩人心裡有那些，所以自然就是花月樓臺。而你心中又有什麼好東西呢？變來看看吧！我期待著!!

幸福手抄

我知道我能脫離不利生的有毒思維模式，並以良善的意念為自己創造出美好的新實相。感謝地水火風空一路相挺，我知道我所需要的一切將會來到我身邊，即便現在沒有，它也正在路上。

42 獨守善，他人之惡，不上我心

認識我一陣子的人都知道，我家有一個很厲害的傳家寶，並非金銀財寶房屋地契，也不是什麼來自馬里亞納海溝的深海夜明珠，而是一句真言——「他人之惡，不上我心。」這個真言很有力量，短短八個字，幫我的心，預防了很多可能會發生的可怕事情。因為太好用了，讓我也想分享給你，希望你也跟我一樣，時常安住於喜樂、安定與慈悲之中。至於怎樣去理解「他人之惡，不上我心」？理解之後又會有怎樣好處？下面進一步說明。

預防被獵人抓走，被賣或被煮來吃

在國與國的戰爭或人與人的鬥爭中，聰明卻奸詐的人，當他想擊潰敵對方時，通常不會選擇正面對決，而是去煽動。讓某一方與另一方打起來吵起來。這樣，他就可以輕輕鬆鬆、花最小成本，坐收漁翁大利。超機車的啦！

知道這背後的運作情形，我們就知道要小心，儘管被煽動的那人對你十分惡劣，在保護好自己的前提下，切勿讓「惡」上了自己的心，切勿讓這個「惡」，又再進一步去傷害到任何人。如此，可預防兩隻鳥顧著打架，卻雙雙落入獵人網裡的荒唐事發生。

害人得害行怨得怨，利人得利愛人得愛

在煉化慈悲心的過程中，面對惡意中傷，如果你還能讓自己的善心發揮作用，那即便對方在那邊氣得噗噗跳，模樣很嚇人，比農曆七月的鬼還恐怖，你仍可以很好地維持心中的祥和寧靜，而不是跟著他在那裡跳來跳去。

從物理學來看，這是一個作用力與反作用力的概念。當物體甲施一個力給物體乙時，乙會在受力的同時產生一個同樣大小的反作用力，還給甲。所以，施怨力嗎？那自己不就會被返還的怨氣打到？千萬別！不如施願力！把好的祈願送給對方，希望對方好，那大家、一家、一個社區、一個城鎮乃至一個國家，都會是好好的。

若不對對方發怒，惡果將由他自己承擔

負能量朝你射過來，你若收下，很容易就跟著一起由正轉負，所以，別收啊！就像對待詐騙包裹一樣，把門關起來，讓它自己退回去就好。那運費，那包裹裡的垃圾，由發貨方自己承擔。

個人造惡個人擔，他今世要吃這惡果、來世還得吃……。當然，若你有智慧、有方法可以拉他脫離惡，這是很好的。如果不能，起碼不要端著碗和他一起吃。

好日子短暫又無常，哪還有空跟人結怨

現代人要面對氣候異常、戰爭、疫病已經夠嗆了，我們就乖乖的，就先不幫自己再添亂了喔。生命有限，無常最是尋常，有風和日麗的好日子可過時，謝天謝地，趕緊踏實過好每一天。有花看花、有水喝水，把時間浪擲在發怒興怨上，那多可惜。

顯化自己的天賦、精進自己的能力、打磨自己的智慧，淨化環境、弭平痛苦、撫慰創傷……只有做這些事的時間，沒有和人結怨的時間。如果你能這樣利用時間，你就是真正的時

間管理大師。

安忍息怒如來也，不忍發怒笨蛋也

人聽不聽明、有沒有智慧，看他的脾氣就知道。維度越高、能量頻率越高的靈魂，你既看不到他胡亂生氣，也不會聽到他講誹謗語。給你講個西藏很有名的寓言故事：有一個男人在佛寺邊上靜坐，一副道行很高的模樣，路人甲經過問：「你在幹嘛？」男人回：「我在修忍辱。」路人甲聞言噗哧一笑：「你去吃大便！」男人秒變臉，回嗆：「你才去吃大便，你們全家都吃大便。」

我覺得路人甲是佛菩薩化身來幫忙男人精進忍辱功力的，沒想到他真的很弱，一秒就破功。安忍是慈悲力和智慧力的表現，你能看清真相、明白前因後果，便能把安忍修得很好。如果不能，那至少一天進步一點，別隨隨便便叫人家去吃大便。在煉心的道路上，人人所處的環境皆有不同，如果你的環境屬於比較惡劣比較艱難的那一種，別喪氣，反而要高興，在難境之中，修出來的往往都很高級。

最後分享一句經文我們相互勉勵：「寧獨守善，不與愚偕。」當身邊一時間沒有智者可以相互切磋砥礪時，寧可自己勇敢地、孤獨地、堅強地守護著自己的善心，行著善行，也不去和白癡好鬥愛道人是非的人互相取暖。如此「獨守善」的你，真的是非常帥氣喔！

幸福手抄

無關順逆，我願在任何狀況下，堅守善良。我祝福所有輕我、妒我、愧我、疑慮於我、狂妄於我，以及敬我、護我、愛我的所有生命，開啟智慧、發慈悲心，從此脫離險惡、斬斷因無知而生出的種種煩惱。

43 強免疫把病毒變成「陪練員」，這三種心毒一定要排

你若好好喝水、好好運動、好好流汗、好好調整腸道菌相，身體裡的很多毒素，自然而然會排出去，人體天生自帶自潔功能，請善加利用。但若要解心靈的毒，腎臟、肝臟可就幫不上忙啦！請靠以下三帖心藥，幫自己除障，「利他治癒貪心。」、「忍辱治癒嗔心。」、「造善治癒癡心。」西藏醫藥學指出貪嗔癡三種心毒，最會干擾生命能量運行。

生命能量統稱為命氣，又可再細分為「隆」（藏文 Lung）、「赤巴」（藏文 Tripa）和「培根」（藏文 Bekan）。貪欲引起隆失調方面的疾病，嗔怒造成赤巴失調、癡愚干擾的是培根的平衡。因命氣有礙而衍生出的八萬四千種病，每一種都能讓人身心受創。當狀況惡化的時候，別說是干擾修行了，就連想要好好吃飯、好好睡覺，那都很難。為了能夠利益眾生、完成此生心願，藏醫老師們特別懂得預防之道，早早清除貪嗔癡三毒，很多病痛，那都可以免除。

現在我們都能理解，身體上的毒素越少、病毒量越少，那排毒系統、免疫系統，都比較能

應付得過來。心毒也一樣，也是越少越好。要人完全沒有貪、都不會生氣、永遠明智不白癡，那是不可能的，若能做到，早已就地成仙成佛了。煉心之初無需執著於「清零」，先做到讓心毒越來越少，這樣就已經很好。

好好排心毒，身體健康心裡高興

排貪嗔癡，除了確保心靈健康外，身體同樣受惠。維持心平氣和、喜怒憂思悲恐驚都不會太超過，什麼七情致病、七情內傷都不會發生。以西醫語彙解釋，那就是自律神經平衡、荷爾蒙分泌平衡，並將細胞氧化傷害、發炎損傷降至最低。處於這樣子的高級健康狀態，人是非常勇健的，同樣是遇到病原微生物襲擊，虛的人會生好大一場病，並且非常不舒服，而勇的人，卻能把病毒細菌變成自己免疫細胞的「陪練員」，更好地辨識出它們、更好地保護到自己。

貪嗔癡三毒，越早排除、排得越乾淨，不僅升級自己的防護等級，還可以令心情輕鬆，活得高興，真的很值得朝這方面來努力。下面分別來講：

◎利他治癒貪心

增進福澤值，靠的是「利他」和「自律」兩招。而其中這個利他，還對貪，有神奇的分解作用。分解空氣中的臭味我們用銀離子，分解心中的貪念，利他最是強效。實際去利他、去分享，你就能很輕易發現，由於大家是一個整體的關係，我從別人那裡多拿一點然後暗爽這種事，實在是很荒謬。自己在家裡囤兩百支快篩，跟自己周圍有需要的人都能用得上快篩，哪一個比較明智？聰明的你一眼就能看出來。

察覺貪念升起，立即想想別人，想想怎樣才是對多數人都好，如此，你的貪心將立即轉化為慈悲心，生出體貼他人的心意。能這樣想，無明煩惱還會離你很遠很遠。

◎忍辱治癒嗔心

忍辱不是叫你隱忍不發作、忍到內傷喔，而是擁有明智清朗的心靈品質，因為明白事理，而不發怒不埋怨、不積存惡意在心裡。順帶一提，有心血管疾病、高血壓問題的人，來修習這個忍辱，最是合適，能幫自己轉病為福。忍辱要修得好，你可以想想身邊最有智慧的長者，換成是他遇到今天這樣不順的狀況，他會怎樣處理與回應。與不動佛、文殊菩薩和綠度母有緣的人，還能觀想自己與佛菩薩合一，採取高級高尚高雅的方式，應對各種突發狀況或磨人耐性的鳥事。

特別在亂世變局中，若忙著罵政府、責怪那些讓你不方便的人，那，你有超多的素材，可以讓自己天天不開心。直接省掉這些罵、這些責怪，治癒了嗔心，想想自己其實也受到許多人的幫助，那，你也會有很多素材，讓你天天開心。

◎造善治癒癡心

造善，意思是去造一個善的境界出來。厲害的人造大一點，普通人造小一點，初學者在自己心中造出善境就可以了。堅守正直善良，會讓你看清很多事情，直接瓦解智障迷霧、直接終止自己的白癡行為。又由於貪與嗔是從癡裡生化出來的，治好白癡，連前面那兩個也一併治癒。就療癒性來講，這第三帖心藥治療效果最好。

利他造善不論大小，有造就好。造著造著，即便未成佛道，起碼先得人緣，而且還是善的那一種緣。

幸福手抄

我藉由利他行，治癒了貪心。我擁有明智清朗的心靈品質，我修習忍辱來撫慰嗔心。我跟好傻好天真的自己說永別了，我終於回想起，原來是因為愛，所以我才在這裡，此後，我願為自己也為你、為彼此造出一個良善之境。

44 養成不易憤怒體質，多餘的都散了吧

貪嗔癡三種心毒，並非獨立存在。它們彼此間會相互助長，比方說，某人冥頑不靈不懂學習，犯了白癡的毛病，一遇到困難，想不到解決辦法，就很容易發脾氣。又或是老愛以自我為中心的人，嗔心特別重，他會變得很小氣，覺得自己的東西，不想別人去用，不樂意分享，因為嗔，衍生出慳吝的症頭。以上不管是哪一種，都會令人不開心、不幸福。

所幸，反之亦然。當你削弱了癡，漸漸開啟智慧，你就不容易氣噗噗、不會非要怎樣不可、不想放任自己的欲望沒完沒了。也可能是你把嗔毒慢慢排出去，將自己轉化為易感恩易滿足性格，就常常能感覺到被愛被珍惜。以上不管哪一種，都將為你帶來自在、美滿的好日子。

煉心煉得好，開心沒煩惱，這週我們的學習目標是「透過減少貪，來降低嗔怒值」。三個我親身試過有用的方法，分述如下：

◎讓求好心切的自己去海邊度個假

不知道你有沒有發現，自己貪多的時候，會比較容易生氣？這貪，不一定錢財方面，也有可能是工作或學習進度。比方說「我今天一定要完成十件待辦事項」、「我今天一定要到達某個進度」，有目標固然是很好，但沒達成的時候，氣急敗壞、急跳腳、怪別人耽誤你時間、怪他人無法全力配合你……種種令人生氣的狀況，經常會出現。

你是不是給自己訂下了太高的目標？高到別人都看不到你的車尾燈？普通人哪有辦法每次都跟著你「挑戰極限」，仔細想想，別人跟不上自己這件事，本來就會發生啊。跑太快的時候，別忘了回過頭看看身邊的人是不是都還在。

有一個英文縮寫叫「ASAP」，意思是叫人越快越好（As Soon As Possible）。但「快」真有那麼好嗎？很多時候不一定耶。快過頭、急躁得不要不要的，交感神經飆車讓你心跳高血壓高憤怒值破表的時候，請改用另一個「ASAP」：慢下來慢下來（As Slow As Possible），慢到你呼吸變得緩慢深長的時候，慢到你心境宛如躺在沖繩海灘愜意地喝著飲料的時候，你連脾氣都會變好。

◎斷捨無聊的欲望看見真實的想望

打開社群媒體，有人曬恩愛、有人秀出剛買的跑車、有人炫耀正坐著商務艙前往美國、有人吃著龍蝦正在得意的笑⋯⋯。「為什麼別人都過那麼爽，我自主防疫這麼認真我是北七嗎？」、「不管是阿姨還是阿嬤都好，總之，我不想努力了。」看到別人過得好，正常來說，應該是要替他感到高興才對，如果出現一些莫名其妙的厭世想法，請暫時登出臉書、小紅書，別在那越比越輸。

仔細想想，其實我一個人也能過得好好的、其實我懶得開車幹嘛要多養一輛車、其實我根本對美國旅遊沒興趣要去也去印度那種有意思的地方、其實比起海鮮我更喜歡吃蔬菜⋯⋯，斷捨虛無的比較和沒必要的欲望，人才有餘裕去關心自己心中真實的想望。那根本不是跑車豪宅名牌包，也不是嬌妻胖娃兒孫滿堂。所以，究竟是什麼呢？靜心釐清楚，並將它顯化出來。

◎豪爽丟掉對他人不切實際的期待

「萬事如意」、「百事可樂」、「事事順心」，講祝福語，無論哪種語言，都習慣講好講滿，這是希望對方過上好日子的一種良善心意。然而現實往往比祈願更有意思、更有挑戰，我們都有可能遇上萬般無奈、百思不解、事事難料的狀況，這也正是生而為人有趣的地方。

你對某人掏心掏肺，他的報恩卻不如你預期，要氣得滿腹火嗎？你拉拔兒女拉拔後進盡心盡力，他們卻不知感恩，連打個招呼都不會，你要罵他不如豬狗嗎？還是免了吧，豬跟狗乖乖地其實也沒招惹誰。

愛我執、以自我為中心，能把周圍所有人，都幻化為敵人。請嘗試去理解「愛我執幻境中，正是煩惱茂盛之處。」一件不留，豪爽丟掉對他人不切實際的期待，你正式跟那個愛生氣的自己道別。

幸福手抄

我願意等一等暫時落後的人、我看見我真正擁有的東西、我開始體驗真實的人生，我正式跟那個愛生氣的自己道別。我用愉悅的心情替自己預言一個美好的將來。

45 生命應當盛綻如花，令靈魂散發出上品香氣

茉莉花很香、百合花很香，薰衣草、玫瑰、桂花、蘭花無不芬芳撲鼻。然而世間的花再香，那香氣也沒辦法逆風讓人聞到。唯獨一種香，不受風向限制。

那就是心靈的香氣。

妝容精緻的美女，不見得耐看，還要一直補妝很麻煩。但由內而外散發出清新香氣的男人女人，那都是很宜人的。還幾乎沒有人會討厭他們。花的香氣叫做華香，人心因為善良所產生的香氣，稱為德香、戒香。後者才是真正高級的上上品。這種上品香氣，我覺得聞來大約與檀香這樣的木質香氣很類似，但在清心、凝神、撫慰他人的效果上，還更優異一些。

奇幻小說裡提到，「當有神明經過的時候，我聞到了一股難以言喻的美妙香氣」，就是在形容這種善良的味道。來，現在我們用兩招讓自己變得香香的，第一「有所不為」，第二「善舉常為」。前者是止步、後者是起步走。

知止，有所不為是淨化的功夫

我有個朋友「嫉餓如仇」，誰讓他餓到，他就跟誰拚命。去吃去吃，能吃善吃是福。但說到心靈香氣的養成，那還真的得嫉惡如仇。把自己心中那些邪惡的、不良的、偷懶的、奸詐的、取巧的、會傷害到自己或別人的想法，視為仇敵，視為毒藥，將之棄如敝屣。現在很流行說什麼斷捨離、斷捨離，其實這個概念最早也是從佛教哲學裡來的。回到源頭，真正要斷要捨要脫離的，就是種種不善行、不善語和不善的想。

知「惡」，厭棄「惡」，然後很帥氣俐落果斷地有所不為，一步步朝無染無雜質的方向邁進，自己的一顆心，才有散發香氣的本錢。有所不為是淨化的功夫。而接下來的善舉常為，則是在調香。

善舉常為，為自己的心靈調配香氣

不同的善良心靈擁有不同的香氣，雖然都很宜人很持久，都能逆風廣薰，但其實也各有特色，聞起來不會通通一樣。上界宛如春季花園一般，百花齊放且各自芬芳。

對了，說到這，如果對開智慧很感興趣，也可以去觀察人世間的花朵，「一花一世界、一葉一菩提」所言不假，真的是這樣。會種花、賞花、畫花、插花的人，很多都有很高的智慧。西藏唐卡上花朵那麼多，不是沒有原因。開花與開悟間，有種神祕的關聯性。

回到正題。善舉常為。就是透過利他持續幫自己累積福澤值。透過行善、說善、教人為善三招來轉化習氣。逐步轉入善境，成就終生吉祥無憂，這就是自己真正的福氣。

◎行善

做自己喜歡、擅長、有感動方面的善事就可以。不一定真的要捐大錢、造橋鋪路這種才算。比方說你很會寫文，在網路上罵人罵得很精彩，這叫行惡，在網路上寫小說讓大家看了高興很有啟發，千億次點閱，這就是一種善。發展天賦、令生命綻放如花，每走一步，都散發清香、搖曳生姿，這才叫美啊！

或是你很會照顧別人、很會照顧自己的身體，很會揪人一起去走路散步運動，去旅遊到處走走看看，這些都很善喔！話說「旅遊」這個項目在幸福評量表上，屬於高意義高趣味，與「滑手機」、「玩電腦」這類低意義低趣味的項目相比，旅行更能帶給人幸福洋溢的感覺。

◎說善

教書、說書、傳播知識都算。另一種說善，是口出善良語、柔軟語、能弭平爭端的智慧語。行善多是行為上的，說善屬於口語表達。

雖然在超聲波上我們人輸海豚跟蝙蝠輸忝忝、輸一大截，但要是比字彙量，那可是沒有動植物可以看到我們的車尾燈。占了這樣的優勢，要是話還不好好講，豈不慚愧？你去看看口出惡言、講挑撥語離間語的人的嘴臉，再來欣賞講柔軟語、良善言語、智慧語的人的面容，哪一種是你心悅的呢？有機會高雅，又何必粗鄙。

◎教人為善

即為大菩提心，意思是教別人行善，幫助他人做好事、過好生活，助人實現他的最高版本。這屬於高階利他，更有助於我執的放下。若說「利他」是直接拿煮好的菜請人吃，那麼，「大善」就像是教人種菜與烹調的方法。

有意思的是，教人、給人、幫人、給出去，自己卻一點都不會變少，反而會變多。頗有「空即是溢」的味道。西方哲人說，把財寶散盡布施給窮苦人，就是積存財富在天上，大概類似這樣的感覺。

幸福手抄

今天我選擇讓自己的靈魂散發獨特的香氣。行著馥郁芬芳的善行、說著沁人心脾的柔軟語，幫著他人實現十里飄香的善良品質。

46 滿足人生常常幸福，不滿人生一片荒蕪

地水火風空五大元素中，最後一個「空」是比較難理解的，悟到空，立即超然解脫。沒悟到怎麼辦？在家捶心肝嗎？不用！不妨旁敲側擊從「不貪」、「滿足」這方面來試試。為什麼這樣也可以？因為宇宙有一個很奧妙的規則：「無所求反而無所不有」、「空即是溢」、「知足之足，常足矣」。很多事情，不是因為你去要，才得到，而是因為你不貪，反而就不缺。

知道什麼樣是剛剛好、知道滿足、知道夠了的人，經常能讓自己處於良好的身心狀態中，還常常會有多餘的能量和精力，去做自己喜歡的事情。這邊少要一點，那邊卻多賺到兩點，自然是對人生滿意度很高，經常感到幸福洋溢。清空貪欲，豐足反而滿溢，我曾寫過一本《簡單豐足》，就是在解釋空、在講空的實際運用。比方說像斷食，「我都沒吃，我要餓死了嗎？」不會啊，飢餓反而能喚醒長壽基因去乙醯化酶（Sirtuin），也能啟動細胞自噬（Autophagy）這樣的再生機制。老喊「餓死了餓死了」的愛吃鬼朋友，我都跟他說，少吃一餐不會死，你反

而會生，再生的生。就連我自己的腸胃問題，也都是靠斷食修復好的。

你其實很聰明，去除雜染讓智慧發光

煉心過程中，去除了貪這樣的雜質，你在平日裡，就能很清醒地覺醒（Awake）過來，能夠很全面地去使用你的意識（Awareness）。人心從來不傻，只怕過多的貪求、不滿、怨氣，不管是智商、情商（EQ）還是靈性智商（SQ，Spiritual Intelligence Quotient），通通會被貪與嗔這樣的心毒、心靈的雜質，拉低表現水平。如此一來，悟不到空，那也情有可原。自己不要去妨礙自己展現智慧，本週的煉心功課，是把貪、把不滿足去掉，幫助智慧本心顯化出來。下面五個想，一起來想一想：

◎不期待就沒有傷害

利他基本上是好事情，但「貪求回報」就顯得多餘了，不僅使利他變調，無法累積福澤，還會令自己持續受苦很長一段時間。比方說父母情緒勒索子女，「我生你養你如何如何，現在出社會你得這樣那樣報答我才對。」、「我生你的時候難產差點死掉，很辛苦耶，別人二十四孝就可以，你要給我七十二孝。跟你說，我昨天看中一套房……」落入貪求回報的思想誤區中，將衍生出很多求不得、不滿足的怨懟。本來貪求已經夠麻煩了，再揪怨懟、恨意、嗔怒一起來，那人還就真的很難快樂起來。

離開思想誤區，不是因為期待回報才做，該做的自己就去做，爽快做、帥氣做、俐落做，並不貪心巴巴望著後頭的果報在那邊流口水。不貪著於未來，著眼於當下盡力把事情辦好，那就很好。可以叫自己遠離許多非必要的痛苦。

◎樂自己苦他人是不可以的

築樂沒問題，有問題的是，你這個快樂，是建立在他人的痛苦之上，那就很有問題了。比方說把工作丟給同事，自己卻下班看電影去。爽都自己在爽，工作都下屬在做。

貪著享樂宴樂愛欲之樂太過分，後頭跟著的憂慮與恐懼的後作用力會很大，一定會看到惡果，只是早晚的問題。有智慧的人眼睛雪亮，起因跟結果幾乎是在同一時間，在他們眼前顯示出來，因此智者比任何人都更懂節制、有所不為的好處。

◎拿自己夠用的就好

想知道自己貪的程度，去吃吃到飽最能看出來。吃到七分飽，那是一點都不貪，若吃到撐、吃到吐，就是太超過啦！人在江湖走跳，要吃要穿要生活，拿自己剛好夠用的，這是剛好，不叫貪。不知節制、不知道什麼是夠了，那才會出問題。

◎就算天空下起七寶雨，貪的人還是不快樂

人心若被貪欲污染，那真會把自己搞成了快樂絕緣體。經書上比喻，即便天上掉下來珍珠、瑪瑙、琉璃，貪心的人卻還嫌少，即便所有的山都變成黃金山，貪得無厭的人終究無法滿足。

◎開啟滿足基因，鎖上牢騷基因

人的性格雖然很大一部分源於基因，但透過後天有意識地做出抉擇，是有辦法優化基因表現的。不要自己去把種種困擾硬給想出來，這叫妄想。若用牢騷之眼看世界，所有人都對不起你。改用感恩之眼看世界，即會發現，有很多人其實都對你很好呢！甚至連路上走過去一隻柴犬，都在衝著你笑耶！

離苦得樂，最要優先處理的並非去外頭追快樂、找幸福。把心煉一煉、淨一淨，去除貪這樣的雜質，知足的人，經常快樂。

幸福手抄

我能理解，貪婪於我，是完全沒必要的。我的生命本就豐盛完整、一應俱足。我能理解，匱乏於我，是完全不必擔心的。我擁有與我相配的能力，我正在善用它，去開創去體驗去享受我真心想要的生活。

47

你不只希望對方快樂，你還有能讓對方快樂的智慧

利他有種種維持身心靈健康上的益處。比方說延長健康壽命、激發身心活力、免於憂愁內心歡喜、減少壓力荷爾蒙對身體造成的氧化傷害，以及刺激免疫細胞活性等等等等，好處一籮筐。

心裡希望對方過得好，有這樣的心意，已經很難得了，我先幫你拍拍手。現在來講一個中階練習「綻放如蓮」，想要像獅子一般勇猛精進，一定要學起來。這會讓你的智慧不再沉睡，並且，盛綻如蓮。如果你想要健康快樂並開通使用頂級智慧的權限，下面的練習，可以幫到你。「綻放如蓮」練習分三步驟：

步驟一：產生希望對方過得好的心意。

步驟二：思量規劃行動方案。

步驟三：採取行動、修正行動、進化行動。

簡單來說，就是對於可以幫到很多人的事，很熱心、很有興趣的去做。升起這樣的心意，如果決心夠強烈，甚至還可以讓自己在苦境中迴轉、在絕境中迴轉。自他兩利。

為什麼有些事他做就能成功，我就做不成？明明有一樣的工具、一樣的資源啊？為什麼有人可以轉境、造境，我卻老是遭遇困境？難道是天公伯處處針對我，我特別衰小？爹不疼娘不愛，是怎樣連狗都可以欺負我？因為你的花苞沒有打開啦！其實也不會很難打開，在心裡大喊三聲「開開開」，睡蓮就醒了。再透過綻放如蓮這三步驟的練習，花就會開得很漂亮。接下來細說這三步驟：

◎產生希望對方過得好的心意

光是這個心意，就彌足珍貴，它能幫你擺脫許多無妄之災與無根煩惱。直接很有力地去噴熄妒嫉、傲慢業火，像是消防猛男拿水柱將惡火撲滅那樣猛力、有效又迅速。

你在滑臉書看到別人曬恩愛、曬成就、曬狗曬貓曬小孩的時候，你是哼一聲，覺得「也不怎麼樣嘛」，還是心裡為他高興？偷偷告訴你，其實替人高興「比較划算」。如果你真的要看他人動態的話。這題數學很簡單，你哼、你氣噗噗、你看紅眼，任何負面情緒都是減一，你笑、你覺得他好棒、你欣賞，任何正向情緒都是加一。同理共情不光是同理共情他人的悲苦，在好事方面，一樣適用。你越能同理共情他人的歡樂，那讓你快樂的素材，便俯拾即是、到處都有。天天都有令你開心的事從天上掉下來。

◎思量規劃行動方案

一定要設身處地為人想過、一定要看清環境條件再布局。利他跟投資一樣要蒐集很多背景資訊，用智慧去分析，不是傻呼呼錢亂撒、精力亂丟，以為錢花出去、時間花出去、精力花出去，就沒你事了。不能這樣橫衝蠻幹。智慧跟肌肉一樣，都是用進廢退的。務必常常使用、天天使用。

◎採取行動、修正行動、進化行動

先用智慧審視全局、思考擘劃、擬定戰略，再進一步行動。採取行動這一步最難！但就像朝聖者去轉山一樣，只要踏出第一步，後面就會一步一步走下去，幾乎所有人都能走完全程。

如果是在比較特別的年份，變動變革特多的年份，你可以視狀況邊走邊修正。就好像在自助旅行那樣，雖然事先有規劃一份行程，但實際去走的時候，常常會碰到店沒開、旅館沒訂好、博物館整修、公車火車沒來之類的突發狀況，但你不會因為一隻黑貓經過看起來不吉祥，就打道回府吧？採取行動後，邊做邊修正邊進化，有時候，還會出現意料之外的驚喜喔！也有可能是驚嚇，但不用緊張，去做就對了！

希望對方好、想想如何做怎樣做、燃起熱情奮力去做。做到天人感動、自己感動的程度，那你造出的境，將會是很棒的一個境，層層淡定從容、層層自在灑脫、層層無是無非、層層聚散隨緣。

幸福手抄

我完全明白當我捨棄私利，轉為多數人福祉考慮時，我的任何行動都是師出有名，以善為名。善良的底氣令我的行動非常有力，我能把我的能力最大化，跟志同道合的夥伴們一起盡情發光，從中得到的經驗與知識，是我最大的獎賞。

48 肌活喉嚨，呑得下吃得了，連呼吸都比別人大口

在藏醫藥學中，人體最主要的氣脈有三條，分別是左脈（月脈）、中脈與右脈（日脈），三條大氣脈相交處，即為脈輪。若你對印度、西藏瑜伽感興趣，很可能就曾看過不少脈輪圖，脈輪數量標示五個到八個都有，印度最常用的是七脈輪解說圖。我之所以教大家煉心修心，主要就是要讓關鍵的心輪能排除障礙、順順運轉起來。除了心輪，另一個我認為也很重要的輪，是喉輪，如果這部分出問題，對整體精微身的能量流動，也會是一大阻礙。

敏感的人可能已經察覺到，當自己被打壓、被消音、無法順利表達自我時，喉嚨這部分會有一些卡卡的，搔癢、想咳嗽的感覺。所幸，互聯網時代，資訊不如古代封閉，人們的眼界越來越廣，能看到的越來越多，獵巫、打壓他人、歧視女性、愚民策略、限制思想、焚書坑儒、貶低某種族的行為，已被視為野蠻落伍。我認為這是整體人類集體意識的進化，當越來越多人具有同理心、懂得尊重彼此之間的差異，原本受到壓制而滯礙難行的喉輪能量，也將淨化重啟。

透過順利表達自我、講出真心話、發展天賦，是協助喉輪能量順利運行的方式之一。然而，還有另一招，是你實際去照顧喉嚨。別忘了，精微身與實體身體互相牽動影響，譬如說你想從煉心來做心臟保健，或透過不讓心臟過度工作，來修身養性，兩個方向都行得通。這週我們先從照顧好自己的實體喉嚨開始做起，顧好喉嚨，你還順便幫自己預防了提早衰老的問題。

預防早衰，喉嚨肌少症狀要注意

根據臺灣衛福部國建署統計，六十五歲以上國人至少一成有吞嚥異常的困擾。諸如喝飲料容易嗆到、常常咳不停、聲音沙啞說話還大聲不起來，這些都是喉嚨肌少的退化警訊。如果沒有好好保養，一般來說，人的吞嚥肌力大約會從四、五十歲開始衰退，隨年齡增長，吸入性肺炎、慢性脫水、營養不良的風險也隨之增加。

好消息是，你只要聽到「肌力」兩個字，就應該知道這是可以鍛煉的，我最常提醒大家要勤練臀腿大肌群，這跟防止跌倒和提升整體代謝循環有關。現在我們還要來練練強化吞嚥的肌力，這樣你才可以靠自己吃進很多營養的好東西。尤其臺灣美食那麼多，我希望你能愉快盡興地活到老、享受美食到老。跟我一起做對這四件事，肌活喉嚨自己來：

◎哈哈大笑

笑口常開最廣為人知的益處之一，就是能提高自然殺手細胞活性，讓我們遠離癌變。而當你在嘻嘻、呵呵、哈哈、嘿嘿笑的同時，還運動到了橫膈膜、腹部和喉頭肌肉。因為今天是講練肌肉嘛，開懷大笑、有笑出聲的這種，比拈花微笑、噗哧一笑還來得更有效一些。培養自身的幽默感、多跟有趣的朋友聊聊天、看脫口秀、看《小小兵》……經常沉浸於歡笑快樂中，你就離退化性疾病越來越遠。

◎持咒朗誦

西藏有很多大師，到年紀很大都還口齒清晰、吞嚥無礙、講經講得特別流暢，當醫師後我在想，很有可能是因為天天持咒誦經的關係。撇除佛菩薩加持這一塊不談，人光是要發出這些咒音，我們的腦、喉嚨周邊、胸腹都會被鍛煉到，天天這樣練，自然不易衰老。上 YouTube 搜尋「洛桑加參」，我錄了三則藏傳心咒，歡迎多加利用。又或者你也可以朗誦你喜歡的文章，練習各種字正腔圓的咬字法，甚至多學一種新語言，然後大聲念出來、練發音，這些都對訓練喉部肌力有益。

◎唱歌吹笛

我去河堤散步，經常看到許多長輩拿著麥克風唱歌，一邊泡茶談天說笑，我覺得這樣很好。尤其飆高音、情感豐沛的男女對唱、高低音輾轉悱惻、歌詞特別饒舌的那些，都像是在幫喉嚨做重量訓練。若不愛唱歌，也可以試著吹奏樂器。中式的笛笙簫，或西方的薩克斯風（Saxophone）等管樂器，都是你的訓練神器。如果玩的是樂器，還又多了一項活動手指、活化反射區，預防大腦退化的好處。

◎練肺活量

喉嚨與心肺相近，彼此息息相關，透過各項呼吸練習，同樣能達到預防喉功能老化的目的。在我的 YouTube 上有教過〈龜息法〉、〈黑蜜蜂呼吸法〉、〈倒三角的 Breathing Yoga 呼吸法〉等，或者練練本書〈打通左右氣脈〉（詳見第四十八頁），直接全身脈輪打通關，這樣更好。

此外，依個人興趣，藉由游泳、走路、登山或騎飛輪來練肺活量，我都會幫你按個讚！養生要看整體，肺活量拉起來，吐納排氣進氣量大，對於延緩吞嚥、呼吸機能退化，也都有幫助。

上面教的幾招，請挑自己喜歡的來做，宜採中庸之道，別都不練或是練得太超過。願你成為真實的自己、享受健康的自己，身心靈均安，這一週，我們從喉嚨肌力開始鍛煉起。

幸福手抄

我珍視我的身體，我透過日常保健，幫自己預約一個無病無憂的老年，並從現在開始一直持續健康下去。我讓自己擁有更多的時間來實現我自己。

49 風花水月，向自然學靜心

即便外頭兵荒馬亂，在你裡面，你仍可以一心不亂。當心裡不平安、不平靜、無法和自己獨處的時候，觀想自然界的美好造物，很快能讓自己身上的地水火風空五元素，與自然界的五元素做一次校準。借力使力，化解壓力，重拾內心的祥和與平靜。

月明船笛參差起，風定池蓮自在香

今天你找了一塊好地方納涼去，旁人卻在你身旁吹起了短笛，這笛聲有可能美妙，也有可能難聽。好聽你且聽著，不好聽其實也無須在意，反正他吹膩了吹乏了，自己會哪邊涼快哪邊去。會因為有人在旁邊吵吵鬧鬧，你就不賞花了嗎？當然不會那麼意氣用事。池中蓮花盛開、幽香宜人，薰風送上季節限定的美好境遇，自然得好好把握。

日常生活中，亂鬧、亂跳、亂插隊、亂發言的，就像那吹笛的船家兒女，肯定不會少。管他是婆婆罵公公，還是隔壁妖精打架、貓咪打架，降噪耳機戴起來，自己的小日子還是可以過得挺香、挺愜意的。你心若自在，萬般皆無礙。

蜂入花叢，但取味去無擾色香

蜂兒採蜜，遇什麼花採什麼蜜，取夠了便回。花蜜那麼甜，我卻從未聽過哪隻蜜蜂得糖尿病，還是吃蜜吃到撐死的，只有人類才會不小心太超過，把自己吃成代謝症候群。為什麼蜜蜂吃那麼甜都沒事？因為「無貪」。花花世界，宛如無限時吃到飽自助餐，有很多可以取、你有很多東西都能用，但最好是像蜜蜂一樣，知止、無貪，取剛好夠用的就好。多了，反而礙事，《法句經》上說：「愚者以貪自縛，害人亦自害」，說得真是太好啦！

仔細想想，自己真的有缺什麼東西嗎？很可能一樣都沒有喔！這時候就可以說：「我這樣就夠了」、「我不急，你先」、「我還有，你請用」、「這些我用不到，你們用得到嗎？」無貪著於世間物世間情，心裡清爽，何羨鴛鴦何羨仙？說不定很多人都還會羨慕你咧。

澄如清泉，智者無亂

不知道你有沒有喝過山泉？又甜又滑順，我家鄉的雪山泉水，我一直念念不忘。高山之所以能產出如此沁甜甘美的泉水，並非偶然，而是出於大山的淡定。不管是狂轟亂炸的雨彈、愁煞人的秋雨、嚇死人的暴風雨，還是更恐怖的暴風雪……大山全然淡定接受，廣納水源、造就美泉。

我家鄉的人心不平靜時，都喜歡去看看山、看看水。澄如清泉的智慧，若能就此打開，那許多的煩惱，其實都無須懊惱。請別忘了，其實你原本亦淡定如山，不但經得起，你還能廣納暴風雨暴風雪。智慧如你，心不亂如你，淡定又從容，隨時隨性隨遇隨緣隨喜，無懼，亦無悲。

銀碗盛雪，明月藏鷺

銀白的碗、雪白的雪、白晃晃的月跟白帥帥的鷺鷥，都是白。有多白？雪山白鳳凰、明月下白衣少年騎白馬入蘆花那麼白。什麼白怎樣白都可以，就是不要「白目」。看不出「同中有異、異中有同」，這就叫白目。

碗、雪、月、鷺鷥、白鳳凰、白衣少年、白馬、白蘆，同樣都是白色的，但不同的是，還需要我講嗎？是誰分不清人跟鷺跟馬有什麼不一樣，舉手一下，我們診所有晶亮護眼療程。

那個啊，你旁邊的那個人，雖然跟你同樣都是人，但其實你們也有很多不一樣的地方。看得出差異，應該慶幸自己眼睛沒有問題，而對著那些「差異」在那邊氣噗噗、翻白眼，在那邊不以為然，或是強迫別人也要跟自己一樣，這些都是完全沒有必要的事情。試著去欣賞「明月藏鷺」這樣同中有異、異中有同的情趣，眼界一打開，心界無限寬廣。

以上風花水月四帖送給你，願你時刻一心不亂，心安世界安。

幸福手抄

我很能欣賞別人本來的樣子，跟我有點像，又跟我不是那麼完全一模一樣。地球很大很熱鬧，我不斷感受到她在蛻變，我能一再理解新的事實，我每天都將自己從舊時代的規則裡解放出來，我感到安全、自在且無拘無束。

50 無受煩惱繫縛，無礙自在，一個人也能好好的

視界升維，心界一起向上提升，反之亦然。煉心煉一段時間後，你可能發現自己已經不再只用單一角度看事情，而擁有更高維度、更寬廣的「視界」，能很明白地看清前因後果。適時採用「無我」的態度在江湖走跳，人就不會動不動火山爆炸，也不怕心裡時不時一萬頭草泥馬在奔騰。

本週繼續來把心裡的雜質給煉化掉。請把下面四個想，想過一遍，濾淨四次，什麼幻覺沒有看破、是哪些障礙在阻礙自己享受自由快樂，我們一一來破解：

◎想成為別人眼中的好人

不用麻煩了，不用麻煩了。因為這根本就不可能，也沒有必要。不當別人眼中的好人，難道要當「壞人」？不是這個意思。重點在於，請看清楚「我這樣做才不會被討厭吧！」、「我

向他透露某人的祕密，他就會把我當自己人」、「我一定要跟著去吃飯（去拜拜？去唱歌？去一起罵奧客？），才不會被排擠」、「我跟大家都做一樣的事，比較可愛比較沒事老闆比較不會找我麻煩」……以上這些，都是幻覺。

自己真正該做想做的事才是真正要緊的事。迎合他人、過度配合、幻想提升在他人心目中的地位、幻想在別人眼裡有良好的形象，其實都像是泡泡一樣，隨便小屁孩來戳一下就破掉了。沒有什麼比這個更虛妄不實的了。若因為這些泡泡，耽誤自己的天賦、耽誤自己的真心本意，那人生還就真成了一場空。

◎我的時間不是我的時間

看小說，有著天上一天，地上一百年這樣的「時差」。學物理學，你就知道在不同重力的星球上，時光流逝的速度也是快慢不一。而在現實生活中，你認為別人好慢，可能對他而言，已經很快了耶。

不了解人跟人之間也有「時差」，等等等等到爆氣、等到不耐煩、等到心灰意冷、等到變成一塊望夫石，這種事自然每天都會發生。你知道狗為什麼看到你回家都這麼開心嗎？因為你以為自己才出去一下下，但在牠的感知裡，卻是一日如隔三秋，覺得好久好久沒看到你了，所以再見你時，都會給予最熱烈的歡迎。尊重彼此的時差，太鬆的人趕一趕、太急的人緩一緩，我們就會在彼此最好的時候相遇。

◎勝負只有在比射箭時才有意義

或是你今天要打電動、打籃球，運動、遊戲分勝負，那都是為了好玩。若越比越氣，或越比越喪氣，或越比越發優越驕傲，那都是沒必要的事。龜兔賽跑大家都有聽過，按腳程，兔子要是沒睡懶覺，烏龜肯定贏不了。

啊哈，不過這龜不是普通龜，可是隻海龜，要不，來比游泳如何？就連韓國最擅潛的海女，都贏不了一隻綠蠵龜。誰輸誰贏誰勝誰負，那都是隨人喊的，項目訂得好，那就贏，比錯項目，輸到脫褲都有可能。所以，計較誰輸誰贏，那有意義嗎？每個人有每個人的生命節奏和天賦所在，這就讓很多的比較，變得完全不需要。比完了，若覺得不好玩，不如早點洗洗睡。

◎「才不會忘記你呢！」這也是幻覺

事實上人每天要忘掉的事情可多了去了。尤其在深層睡眠時期的大腦重整是非常重要的。現在科學家正在研究，是不是把該忘的都好好遺忘，人就比較不會失智。有結果的時候我再告訴大家。不過，先來試試把討厭的事、傷心的事忘掉如何？即便不能預防失智，至少，你不會失去感知快樂的一顆心。實際操作方法就是自己去改改大腦迴路，把好的樂的有意義的想進來，讓悲的傷的痛苦的迴路直接短路。管理好自己的念想，多去經歷蒐集令自己快樂的體驗，即能塑造出自己想要的快樂迴路。

我希望大家口袋裡隨便抓一把，都是開心的事。你開心，我最開心。因為，快樂＝健康＝利他，我大膽在三者之間畫上等號，這三樣是互相加持的，你越利他越快樂，或是越健康你也會越快樂、越有精力去幫忙他人。然後你常常幫人、助人脫離煩惱與恐懼，得到的果報又是健康長壽。

心好，無毒無礙，不只面善，就連你的健康平衡、免疫狀態也都連帶一起改善。我就希望你能這樣好好的。無懼無憂無顛倒幻想無受煩惱繫縛。

幸福手抄

我知道一百個令自己快樂起來的方法。我決意做自己心的主人，不受情緒與他人奴役。我不斷打磨我的念想，我為自己雕塑出理想中的現實，宛如一個傑出的藝術家。

51 人生，當成是第一次，或最後一次，或許就沒那麼苦了

許多靈性修為很高的前輩，皆一再提醒我們要有正念，要活在當下。「現在」這個時序為什麼那麼重要？又為什麼它被稱為是禮物（Present）？因為只有在這個時序裡，你打開了覺知、使用著你的天賦（Gift），實實在在活著。

與正念相對的概念是「妄念」。就是不正確的歪念想。而正是這些歪念想，將人困在了宛如地獄般不舒服的情境中。靈性困久了，連累身心受罪，並常以疾病的方式顯化出來。確實是讓自己的身、心、靈，都一起受苦了。

妄念妄想又是什麼？過去被人打了一下、罵了幾句，你懷恨在心，你的心，被烙上了一個印記，所以就怨啊、恨啊。其實記憶這種東西很不可靠，它可能被你自己加工，詮釋成你自以為的樣子，然後存在大腦裡折磨你。尤其像是怨懟嫉妒憤恨不平這類記憶，往往都跟現實真

相有一段差距。因為你當時被低頻情緒覆蓋了真如智慧，智商情商靈商都打了折扣，以至於看錯、聽錯、理解不全面的狀況，一定會發生。

這是關於過去的恨、過去的妄想。接下來講未來的。

身在人間，何苦心處無間

未來的妄念，很多都以擔憂、焦慮、害怕的型態展現。我顧忌明天一出門就染疫、我擔心存款不夠、我怕被逐出家門、我憂慮男朋友好像想提分手、我對下一波的公司裁員感到焦慮、我怕我做得不夠好……，心裡的小劇場演起來，那可是沒完沒了到讓人睡不好覺的地步。覺得人生好苦啊，日子難過啊，環境好糟糕，簡直不讓人活了……不斷衍生下去，那是沒有盡頭的。身在人間，心處無間。喂，快回來喔，沒事去什麼無間地獄，別這樣身心分離，別這樣整自己。

妄想想得太過起勁，本來不難的，都會變成超難。本來微微苦的，都會變成超苦。所以，智慧已開的高人，才會不斷提示暗示明示：當下、當下、當下。活在當下究竟是怎樣的活法？「說得輕鬆啊」、「你又沒嘗過我嘗過的苦，憑什麼勸我大度」、「這很難啊」，被過去的悔恨、被未來的焦慮給挾持的人，自然要脫身很難。但也不是沒有方法。下面兩種想，你想一想，看哪種好用，你就用看看。第一種，「當成第一次」。第二種，「當成最後一次」。

◎當成第一次

天天都要做的例行公事，做著做著人就無聊厭世了起來，這也是很正常。但，別忘了新鮮感是自己找的。假設你喝一杯大熱美、大冰拿，不要用平常的方式喝，把它當成外星飲料，假裝自己是第一次喝到這種黑黑，或白白的液體，上面還有不知道什麼東西做成的泡沫。換成這種心情來喝，無聊的美式、拿鐵，就被你喝出了新高度。你將品嘗到前所未有的風味，或是有嶄新的發現，比方說這還真不是普通的難喝啊。如果是這樣，下回換一家買就好。

◎當成最後一次

我們常常很任性地活著，揮霍著時間、放縱著脾氣，活得彷彿自己會長生不老一樣。但即便是養生資優生，能活到老健康到老，生命還是有天花板。排除掉疾病與意外，目前學者研究出來，若以細胞分裂、端粒長度的極限來算，人類這個物種的壽命上限大約會落在一百二十歲到一百五十歲之間。

然而戰亂大疫之年提醒了我，我其實沒有一個一百年可以揮霍。事實上，再十年、再二十年、再三十年，也都不一定會有。

我有一個對美食很有興趣的朋友，他有一張「死前要再吃一次的十種食物」清單。當然啦，隨著他越吃越廣，這清單也是隨時滾動式調整的。年紀輕輕就懂得「憶念死亡」，這樣的憶念，讓他恐懼了嗎？沒有耶。反而令他更珍惜每一次用餐體驗，不管去到哪都更加用心品嘗當地佳餚。我們進一步來想，如果你今天吃的是最後的晚餐，你想吃什麼？你會怎麼吃呢？總不會一邊玩手機、一邊囫圇吞棗，連板前師傅送上來的是抹布還是壽司都傻傻分不清楚吧！

如果今天這是我最後一次跟他散步、假如今天是我最後一次跟他說話、今天是我最後一次跟他同一個辦公室、今天是我最後一次逛逛這家店、今天是我最後一次聽他唱難聽的歌、今天我是最後一次被他碎碎念……我會想要怎樣度過這最後一次呢？認真決定好，你就好好過。全心全意去過，三魂七魄全都要在現場，當你能說出「對於此時此刻，我沒有遺憾」時，頓時間，你便把這個當下，過成了永恆。這個當下，便會以某種美好的形式，存在於某個美好的境界之中。這是佛法，也是最美的活法！

幸福手抄

我把生活過得像一首詩。我把我最喜歡的，通通寫進詩裡。哪天我不在了，風讀了一遍，彷彿，我又活過一遍。希望到時候風會說：這真是一首好詩啊！不管是史詩還是短歌，我相信，只要有我的風格，它肯定是獨一無二的傑作。

52

能操之在己的保健和養護，別輕易交給機率與命運

西元二〇二二年疫情滾燙之際，很多朋友跟我講他看染疫數字節節攀升，自己的不安感也持續加重。若你也曾經如此，那，往後新聞你別鉅細靡遺地看，大概知道一下就可以了。如今新聞為了收視率點閱率，口味越來越重，偏好報導恐怖聳動的消息，我來講點不恐怖，除了防疫之外，現代醫學在另一個預防你我又老又病的這個面向，其實是充滿生機和希望的。

老是所有人都會老。但又老又病，那可就不一定了。如果想從疾病中康復，醫療能提供的幫助大約占百分之二十五，剩下百分之七十五操之在己，自己能做的事其實還真不少，而且都滿重要的，包含改善生活習慣與環境、優化基因表現、轉化心念諸如此類，這是對生病的人來說。

而如果你現在處於健康狀態，想預防退化性、衰老性疾病，那也至少有一半的問題，可控可防甚至還有機會逆轉。八十歲阿伯擁有二十歲的心血管狀態，六十歲姊妹們享有二十歲的青

春腸道機能，這是很多人已經實現的好事，並非天方夜譚。幫自己觸發促進健康長壽的機制，只需要少許知識和一些決心，外加時間複利累積，你就在老時還能腿腳有力自由自在去買菜，跟只能任由他人照顧中，做出了抉擇。找回年輕，永不嫌早、永不嫌遲。來看看美魔女、熟齡型男都替自己做了哪些好事：

◎用腦用肌肉用心生活

你想活到老用到老的那些東西，從現在開始，請讓它維持在一個「使用中」的狀態。科學家常用「使用它，不然你就會失去它」這句話來勉勵大家。《美國醫學期刊》刊載一篇老化研究，發現四十歲之後還有在認真動腦的人，可把記憶力喪失的時間往後推遲十年。常用腦，你就能多用十年！多好啊。

這個用進廢退原則，於腦力、於心智能力、於轉念能力、於肌力、於身體的柔軟度上，特別適用。只要別達到思慮過度、身體勞損的程度，那就沒問題了。

◎青春因子催產素自己產出

尤其在你心不能安、心慌慌的生命階段中，催產素能有效削減因心理壓力所帶來的負面效應。時局越有挑戰性的時候，我們越需要催產素的保護。女性生小孩帶小孩哺乳小孩，超辛苦，但為什麼女孩當媽媽之後就能變勇敢，變成女超人？其中一項因素，就是因為催產素令她們抗壓力激增、耐受力更強更堅毅。

那，男人、不生的人要怎樣才會分泌催產素？習慣性利他、愛人、善待體貼所有生命、擼貓擼狗，但要出於關愛的那種，虐待的不算。如此一來，你也能享受到催產素為你帶來的幸福感，和抵消氧化傷害的益處。

◎現在少一餐，呷老多吃好幾餐

雖然我知道人要是肥起來，許多慢性病的風險都會增加，但我從不阻止任何人品嘗美食，反而，我還很願意鼓勵你好好吃。帶著感謝又愉快的心情去吃，能吸收到食物能量是最高的。但並非無節制一直吃一直吃，怎樣吃得好又健康長壽？一六八間歇性斷食、少吃一餐。把進食的時間控制在八小時內，十六小時空腹。在佛教醫學裡，我們實行的是「過午不食」，也是一樣意思。斷食，是長壽基因去乙醯化酶與細胞自噬再生機制的金鑰。除了能幫你更好地控管退化性疾病，同時還對靈性修持、煉心頗有幫助。學會留白、學會跟一點點飢餓的感覺和平共處，能令你的內在，好事情自然發生。如此，你便比以往囫圇吞棗的自己，更多了一些活到老吃到老的本錢。

心慌時刻，人容易投入過多的注意力在眼下的災難之中，越看越悲觀。但別忘了，黑暗跟光明，它們是同時存在著，如同陰與陽、白晝與月光。均衡一下，分些關注給自己現在能做的事、那些能讓自己更好的事，和那些能讓大家更好的事。心安一切安、心安眾生安。

幸福手抄

修慧修善，一生平安，優化基因，健康傳家。我歡喜活成我想要的樣子、實現我生命中的精彩，並將好的影響，留給下一代、傳遞給身邊的人。

3

加碼煉，春夏秋冬順時養，時間醫學自己學

01 順自然順天時順四季，健康自然屬於你

健康是人類最自然的存在狀態。

順應自然，能得到一種借力使力的好處，讓我們輕輕鬆鬆，不用花太多精神物力，便可達到保養目的。這就好比如果你今天要在高海拔山區造橋鋪路，順著山勢來建肯定比較容易，比用炸藥粗手粗腳轟掉一座山，來得「自然」許多，也比較不會有後遺症和副作用。對應到人體，藏文化中的**地元素**象徵身體的固性（如骨頭），**水元素**指涉液性（各種體內的津液），**火元素**代表熱量，**風元素**則與呼吸有關，**空元素**對應人的意識，養生也一樣，順著自然來養，不要去違逆自然，即是在為人身地水火風空的和諧運作，製造出一個有利條件。

至於要怎樣順？我發現，藏醫、阿育吠陀與中醫，不約而同提到了「時間」概念。順自然順環境，除了因地制宜，還很講究因時制宜。印度阿育吠陀認為人們應該去符合每日自然界「風能、火能、水能」往復循環的節律，漢地中醫最著名的「子午流注」則對生活作息有著詳

細的指導。來到藏地，藏醫將天上的日月升降，對應到人身上日脈月脈能量起伏。

從前的藏醫藥學，皆為出家人修習，除了研讀醫療知識外，天文曆法學也是必修，因為採藥、製藥、用藥，都有特殊時間。像是一款清涼祛暑的藏香，在早上七點、正中午、下午兩點各點一支，最符合藥性。其他時間也不是不能點，但療效就沒那麼好。藏族還會在特別的日子取雨水或雪水來入藥，這麼講究是在講究什麼？跟臺灣人在端午節正午取「午時水」的概念很像。同樣都是水，但在不同時間點，水的性質都不會完全一樣。取對時間，水就不再只是水，而是具有特殊療癒性質的甘露。

不用掐指一算，靠統計學算出疾病好發時間

講完東方換西方。西方學者會去探究什麼時間曬太陽最好、什麼時候喝水最恰當。還有我常常在講的就是白天提升血清素水平，晚上分泌褪黑激素，蹺蹺板平衡，人自然會好睡。主流西醫還很擅長透過統計學推算「疾病好發時間」，早一步跟大家提醒預防的方法。若你對這方面感興趣，請關注我的臉書「洛桑加參」，需要注意的時間點，我會持續更新說明。

養生，若懂得納入時間概念，你會事半功倍。順天時、順四季，在好的時間點做對的事，

在需要提防的時間趨吉避凶，你能靠自己享有身心健康與幸福安康，並擁有強健的免疫系統、排毒機能與自癒功能，來應對疾病和外來感染。下面以曬太陽為例，以前，或許你只知道要曬太陽促進維生素D生成，現在，我們再加入時間概念，實際來看看在不同的時段接受陽光洗禮，能收到怎樣的益處：

◎清晨朝陽

請讓視覺接受晨曦洗禮，喚醒神經傳導物質血清素的分泌。血清素濃度正常，人會心情愉快、抗壓力與專注力大增，還能幫自己重建生物鐘，晚上睡得更香更甜。不過千萬別直接注視太陽喔！光線太強眼睛也受不了。

早晨的重點在於「看」，把光明看進心坎裡。我們要看的是朝陽照到的美麗景色，比方說晨曦灑在樹葉上的樣子。時間不用長，大約十五分鐘到半小時即可。你可以在上學或上班途中欣賞行道樹和路旁的花朵。儘量走在陽光照得到的路上，而非有遮蔭的騎樓或大樓陰暗面。

◎午時日光

此時接觸陽光，效率最高！忙碌的人請把握這個時段，讓皮膚接受UVB照射十到十五分鐘，使體內有足夠的維生素D生成，幫你保骨本、促進腸道吸收鈣磷、預防骨質疏鬆、降低骨折機率。隨順儘量把皮膚露出來，別遮東遮西，想像自己是一塊太陽能板這樣，盡情吸納日光。

尤其秋冬午時的日光很美，比較不用擔心中暑或曬傷。若怕陽光把皮膚曬皺曬老，可從天然食材中攝取足夠的維生素C跟維生素E，滋養水嫩肌。逢夏季或造訪低緯度國家，當紫外線達危險等級或是你真的覺得很熱很熱，中午陽光你就先跳過，找地方避一避才是實在。曬太陽曬到皮膚紅腫熱燙，表示你曬過頭了，請縮短次數或曬的時間。

◎傍晚斜陽

從下午到傍晚太陽下山以前，屬於不易曬傷的時段，可全身性做三十分鐘至一小時以上的日光浴，有助於預防冬季高血壓、提升免疫機能、活化與修復細胞。若能安排假期到海邊度假，在躺椅上一邊喝著飲料、一邊欣賞夕陽，那又更是愜意。

現今很多人都住在都市裡，工作、念書又太過認真，一不小心跟大自然失了連結，一堆毛病就通通跑出來。最常見的就是免疫辨識系統跟許多微生物都不熟，不致病的也喊殺，於是動不動過敏的人也越來越多。除了生理上的種種不適，還有人表現出來是心理上的憂鬱和易燃易爆炸。這時候，別忘了還有太陽這個大醫王，他能迅速供給你維繫生命所需要的寶貴能量，身心共治。走進大自然、適度接受日照，你的生命之花肯定會開得漂亮。

曬完太陽，本章接下來十二篇，將分春夏秋冬來講符合四季自然節律的養生法，該怎樣吃、怎樣呼吸、怎樣調節情緒，一併告訴你。請繼續看下去。

02 春天養肝，「噓呼吸」降火解鬱妄念止息

春天柳樹成蔭，繁花似錦，古代遊人傍著綠水湖煙盪鞦韆，好不愜意。然而，同樣的紅花新柳，卻也有人能看作「天地無情、江山有恨」。不知道從你眼裡看出去的春天景致，是春意闌珊，抑或是春漾滿山？

如果你體內的五元素平衡，陰陽和諧，心情好，看出去自然什麼都清麗可愛。倘若之前冬天沒有好好照顧自己，藏養不夠，休息不夠，令腎氣虧損，對春季氣候變化的適應力就會降低。你有可能感到一股無名火向上竄，搞得自己頭暈腦脹。身體累，人會變得不愛出門，手足萎軟無力，心情上還有點小憂鬱。看別人賞花賞燈樂開懷，自己卻怎樣都開心不起來。有時隨便吃就飽了，沒怎麼睡就醒了，好像哪裡怪怪的，跟之前不太一樣。

氣溫回暖、日照增長都會影響到荷爾蒙分泌

都說春暖花香、春光明媚，但其實春天一下冷一下熱，很多人荷爾蒙一下子調節不過來，敏感一點的人就會察覺到自己的水平有所起伏，更甚則心有不安。其實你的觀察力很敏銳，這些都沒有錯。此時此刻，正適合來練練心練練氣。在晴風破凍乍暖還寒的多變之春，重新鍛煉出自己的適應力，我們靠「噓」呼吸。古醫家有詩云：「春噓明目夏呵心，秋呬冬吹肺腎寧，四季常呼脾化食，三焦嘻出熱難停。」其中「噓、呵、呬、吹、呼、嘻」呼吸導引六字訣中，對應到肝的是噓呼吸，特別適合春季修煉。

吐納深又穩，廢氣濁氣出得去，自然界的清氣進得來，人就不容易老。練呼吸能調動激發臟腑的內在潛力，恢復地水火風空五元素平衡，助你抵禦外來病邪入侵。當你心中積鬱、一直有不好的念頭冒出來時，長長地這麼一「噓」，馬上就會感到舒暢許多。實行噓呼吸還有助於掃除無名火，將火氣疏導出去而非積在裡面，越想還越氣。降火解鬱妄念止息的噓呼吸，一起來練練看：

◎「噓呼吸」步驟

步驟一：用鼻子吸飽氣。

步驟二：憋氣三至十五秒。

步驟三：嘴型像魚一樣並發出噓的氣音將氣緩緩吐出，越慢越好。

步驟四：憋氣停頓兩、三秒。

（重複上述步驟七次或二十一次）

站姿坐姿皆宜，春季隨時隨地都可以練，別直衝著他人臉上噓氣就好。憋氣部分，我自己是憋十五秒的。倘若你從未練習過任何呼吸法，肺活量還沒提起來，先憋三秒也行，之後再循序漸進，舒服地去練，別躁進地練。如果覺得上面文字描述得不夠清楚，你可以上 YouTube 搜尋關鍵字「春天養肝噓呼吸」，觀看我錄製的教學影片。

利用噓呼吸降降肝火，肝好，眼睛就亮，又或者你登高望遠多看綠色植物，養好眼，對護肝也頗有幫助，兩個方向都行得通。最後再提醒幾個利生小祕訣，春天屬於萌發季節，情志上活潑愉快，筋骨上多活動伸展，工作學習上推陳出新，跟上春草百花欣欣向榮的節奏，養生防病自然成。

看看洛桑加參醫師怎麼做「噓呼吸」，影片更清楚！

03 抱「Young」不抱「恙」，春暖花開利生五件事

生命升發、暖風十里麗人天。鳥語花香的春天，本該是很美麗的粉紅季節。自然界陰陽調和、順風順水、地水火風空五元素互動平衡下，展現出一派祥和又生機蓬勃的樣貌。那，不平衡又是怎樣的呢？外面有動盪、裡面火很旺，有人不安、有人生氣，陳年舊疾顯化出來，無奈陽光下春光明媚，自己卻感到身心疲憊，「春睏」的反應特別明顯。

如果你內外皆平衡，還有餘裕去援助別人，請繼續保持，表示你一貫的養生功夫都有做到位，很棒。而內外有恙的人，也請不必太過擔心，我們把抱恙在身，轉化為抱「Young」在心，這樣就可以了。抱對東西，人很快能恢復平衡。把恙丟掉，換抱下面五件事。轉轉心，將怒火轉個方向排出去。

◎丟「累死了」、「忙死了」，改抱「我來安排一下」

言語有靈，不管哪個宗教的大師、哪個派別的修行者，都一再提醒人們「說話小心」、「否則先靜默未嘗不可」。春季不只自然界蓬勃，你的工作旺旺來，家裡要處理的事情變多，那都很正常。

但要是不經意常常「忙死了」、「累死了」、「煩死了」，脫口而出，簡直就像是在詛咒自己死了、死了、死了。我們祝生不咒死，話出口前，儘量先用清明的意識去把它濾一濾。改說「我來安排一下」，萬般雜事正事被你這麼一說，很神奇地就比較容易梳理，不會像雜草亂長這樣叫人心煩意亂。

◎丟「手機」，改抱「飯碗」

網路固然方便，但我們不把生活過得隨便。現代人處理事情抱著手機，休息也抱著手機，行車開手機導航，連在餐廳候位也要緊盯通知簡訊。一直掛在線上，對靈力很是消耗。等你發現累的時候，常常已經累到睡不著、睡不好了。

我知道現在很多人都遠距工作，沒手機不成活。如果真的很忙，非第一時間回覆不可。那至少，在「吃飯皇帝大」的時間裡，拜託下個線吧！全副「精神魂魄意」全回到餐桌上。好好吃一頓飯，也算是給烹調者一個尊重，給土地生養出來的食材們一個好的歸處。好好吃、好好消化、好好讓食材化為你身心靈的養分，這是幫靈力充電的方法之一。

◎丟「一定要這樣」，改抱「那樣也可以」

人老還是人年輕，看固執程度就知道。若是擇善固執也就罷了，選擇過、知道是善的，你去堅守它，這樣很好。壞就壞在連擇都不擇，不管三七二十一先固執起來，這可就是初老警訊，需格外注意。

丟給小孩一塊黏土，他能玩出城堡、花草、動物，並且開心一下午，丟給老人一塊黏土，「這要幹嘛」、「你自己玩吧」，很多時候，都是拒絕。老人，同樣也過了一下午，心情怎樣？固執的人，心情通常都不怎麼樣。固執、僵化、一成不變，人就顯得老一點，而懂欣賞、能學習、會變通，那人就年輕一點。每天一點一點往更有彈性那個方向移動，抱「Young」，是這種抱法。

◎丟阿雜系「加法」，抱清爽系「減法」

春天花朵一下子多了起來，小心你身邊的物件也一樣一樣「長出來」。這個季節行銷活動很多，只買自己需要、想要的，別因折扣而買。家中物品囤太多、空氣不流通，人會比較難從疲勞中恢復，心情也容易受到影響變得阿雜煩躁，對壓力的耐受度降低。

只留下入你眼、看上去高興的東西在身邊，其餘捐出去或收好。面對廚房、衣櫃、廁所裡的瓶瓶罐罐，請靜下心來，去感受一下當你碰觸某項物件時，是心裡煩還是心情愉悅？常常幫自己減掉「煩」，內心安適平穩的時間相對會增加。剪斷、斬斷、戒斷都不會讓你真正失去什麼。想想連一條內褲都沒穿就投生到地球上的自己，再看看現在的自己，其實已經賺很大了，真的，什麼都不缺了。有缺，那只是一縷不切實際的妄念，通通忘了、散了吧！

◎丟「懶散」，改抱「無繫縛自在」

冬季外頭天寒地凍，避藏季節宅在家躲避寒風那是一點問題都沒有。但到了春天揚發季節，若還在那邊不如歸去、歸隱在室內，或龜縮在自己的舒適圈裡，恐怕要錯過許多好事情囉！順應天時承接自然清氣，輕鬆維持身心平衡的祕訣是，跟上萌發、萌芽、揚升、新生的自然節律。

春天是一年當中第一個季節，如果你想要在這一年有所斬獲，從現在開始種下心願，開始推展一項你感興趣的新事物，那都是很有利的。請丟棄已經不合時宜的限制性思維，做好大顯身手的準備。如果對於踏出舒適圈感到恐懼不安，你可以面向春季朝陽，做一些拉伸舒展動作，筋骨活絡、柔軟度增加後，你的心靈也將更有彈性、不受恐懼束縛。

04

賞春景悅目，眼腦並顧視覺晶亮看更好

英國《每日郵報》曾公布一張器官衰退時程表，肝臟最厲害要到七十歲才開始老化，男性攝護腺五十歲後走下坡。眼睛部分不分男女，表定老化時間是從四十歲開始。當然這類衰老圖解或表格，都是統計出來的，是一個平均值。預防醫學自己學起來，把身心照顧好，你大可自己決定自己生命的進度，活得精彩、活得健康、活得超越衰老平均值。

控管衰退並非癡人說夢，以皮膚為例，一般人二十五歲後會出現小細紋，但若好好洗臉、充分攝取維生素C跟維生素E，做好保養，到四、五十歲膠原蛋白還很多的「美魔女」，你我都見過。其他的器官也都各有各延緩衰老的方法，一樣一樣慢慢學起來。不著急，養生是一輩子的事。

《黃帝內經》〈素問〉篇記載春暖花開時節，「東方生風、在天為風、在地為木、在體為筋、在臟為肝、在竅為目、在志為怒。」前兩篇養肝止怒、拉筋伸展都講了，接下來我們鎖定眼睛，以下六招學起來，水汪汪大眼睛能讓你多用好幾年。

◎活化大腦皮層

視力要好，眼睛跟大腦是最關鍵的兩個器官。眼會看、腦會分析訊息，你的視覺才是真正沒有問題。提升視力，不光要顧好兩粒眼珠，腦部訓練同樣不能偏廢。你可以聽好的音樂、看美麗的風景、進行創造性質的創作、勤運用十指做家事，多方面去鍛煉各個腦區，令腦神經元常保活力，人就年輕，你的眼你的腦，都不怕提早衰老。

◎吃菠菜和杏仁

從深色蔬菜、新鮮水果、全穀物與堅果中，都能攝取到保護眼睛所需要的養分。我特別提菠菜，看中的是菠菜裡的葉黃素，它對預防白內障及老花，效果格外顯著。臺灣菠菜產期不短，從十一月到隔年早春三、四月都有，逛市場有看到菠菜別忘了幫自己買一把。堅果類我特別推舉的是杏仁。吃的數量不用多，經常性吃上幾顆，不僅保護眼睛，對延緩大腦衰老和預防認知功能衰退都有益處。

◎杞菊明眸熱熱喝

乍暖還寒之際，泡壺花茶來喝，暖身又暖心。你可以抓幾粒枸杞、幾朵乾燥小白菊，沖熱水喝，別加糖。尤其眼睛常感到乾澀的人，這杯養生飲熱熱喝，快快還你眼清目明。使用紅枸杞即可，若能買到黑枸杞更好，再多補充一點花青素，預防眼衰老加倍給力。

◎眨眼一分鐘

這是一種透過運動來放鬆的方式。近距離閱讀、盯螢幕時間長，容易造成睫狀肌緊繃，你可能會因為讀書或工作太專心，而沒注意到它們過度收縮及血液循環不良。只會覺得「咦，奇怪，小字好像有點糊。」、「看螢幕快速瀏覽網站時有點對不到焦。」此時不妨暫時放下手邊工作，給自己一分鐘，雙眼同時連續眨六十下，大約一秒一下，心裡可以默數。

暫時脫離藍光、增加眼睛濕潤度、促進眼周血液循環。在辦公室，或者等車坐捷運時用三十秒、一分鐘空檔練習眨眼，雖然這個動作很簡單，但對預防視力退化卻是很好的。

◎熱敷舒緩眼疲勞

有些人頭痛，不是因為頭本身有病，而是用眼過度，連帶肩頸僵硬所造成的。長時間高度專注的人，要你中斷工作眺望遠方或做眨眼運動，可能都會忘記。不要緊，下班放學後再用熱毛巾敷敷眼，消除疲勞，護眼兼通鼻。

就我自己而言，不用等到回家，看診空檔我常會搓熱雙掌來熱敷雙眼，古代道家的養生達人，他們也是這樣做的。現代人想熱敷眼睛選擇又更多了，除了熱毛巾，還有那種可以重複微波加熱的眼枕（裡頭是種子），或是日本的熱敷眼罩。請選擇自己喜歡的方式進行熱敷。

◎把眼睛閉起來

不想眼睜睜看著自己的眼睛一天老過一天，那，記得有時候要把眼睛閉起來。閉眼很簡單不成問題，問題是很多人都會忘記閉。閉目養神，閉目消怒氣，閉目眼不見為淨，閉目保持濕潤……閉目的好處很多耶，最短只要三十秒、最長你愛閉多久閉多久，只要記得睜開就好。

至於要閉到什麼程度？白天時一般你閉眼，都還是能感覺到外界是亮的。這樣還不夠，再試著用力閉一下，宛如有第二層眼皮幫你遮住更多的光，眼前真的是一片黑，這樣就是很成功的閉眼。能做到這樣，靜心的速度、恢復疲勞的速度都會很快。

從古至今，意識操控很多是透過人的視覺來侵入大腦，因為我們太相信眼見為憑了，所以常常對於操控一無所知。反制的方法、保持覺知清明的方法，「閉上眼」暫時切斷視覺與大腦的聯繫，讓心發揮作用。很多真相，你就會清清楚楚了。

05

夏天舒心，「呵呼吸」排心毒樂呵呵

印度阿育吠陀對於呼吸與念頭間的關係，有精闢的說明：「呼吸是思想的生理部分，思想則是呼吸的心理部分。」講起來好像在繞口令，但確實如此。我們人的每一個念頭、每一個想法，都會改變你的呼吸頻率。反之亦然，你透過呼吸法調節吐納，同時也能整頓你的念頭、你的妄念、你的想法。所以心頭亂紛紛的時候，心裡不爽氣噗噗的時候，不是去打人罵人或是關在房間裡生悶氣，而是要去把自己的呼吸調好，如此，身心很快能恢復平衡。

掌握調控風的藝術，身心靈再進化

最直觀，請你回想一下，當你受到驚嚇或看恐怖片時，是不是會不自覺「暫時停止呼吸」？而當心裡構思出好的企劃、想到好玩的事情，讓你感到很興奮的那些時刻，是不是呼吸速度都比平常要來得快？一般說來，處於焦慮、不安、恐懼、憤怒、神經兮兮的狀態，人體內的風息，也會變得斷斷續續不穩定，就好比1G的通信技術，通話品質差、很多地方都收不到。人體循環好，很多病都不會發生，但若該送的營養、該流通的生命能量沒辦法順利送達身體每一個角落時，自然就對維持健康相當不利。

怎樣幫自己升級？藉由與你相應的呼吸法，來維持心靈愉悅穩定。當你處於微喜悅、心平氣和、心安理得、跟自己愉快獨處時，你體內的風息會是有節奏的、是勻稱深長的，彷彿一下子跳到5G，你可以在低功耗的狀況下，做很有效率、容量很大的傳輸，並跟各種裝置連來連去。因此說有練呼吸的人往往比較長壽、比較健康，這真的是很合理。人會不會呼吸，簡直就是一支黑金剛大哥大跟蘋果智慧型手機 iPhone 14 Pro 之間的差別啊！

好好嘆氣，運氣一點都不會變差

臺灣有些老人家很討厭人家嘆氣，「嘆氣會衰」，他們這樣告誡晚輩，禁止哭也禁止嘆氣。眼淚是傷心時流出的液體，嘆氣是無奈時排出的氣體，適度的宣洩，不僅無損於福氣，還有助於恢復自律神經平衡。日本學者研究嘆氣，發現人在嘆氣之後，「末梢血管的血液循環能回復到原本的自然狀態。」日本順天堂大學醫學部教授小林弘幸解釋：「吐一口緩慢而長的氣，能改善因疲勞或壓力而停滯的血液循環，提高副交感神經功能。」他認為，嘆氣有很好的「自淨作用」。

西方心理學家則把嘆氣視為一種「重置按鈕」（Reset），嘆完以後人生可以重新開始的意思。尤其在你心裡感覺特別糟、特別慘的時候，嘆一口長長的氣，你是在透過自己醒覺的意識，去主導原本由自律神經控管的呼吸，我認為頗有拿回主導權的意味。好像在跟自己的身心說：「夠了喔，可以了，從現在開始，我們要一起好好活著。就從規律的呼吸開始。」

嘆氣，大家都會嘆，這不用我教。接下來介紹的呵呼吸，是比嘆氣還高一階的呼吸練習，更積極更有效率地控制呼吸。往後，你想嘆氣的時候，改用這個呼吸法呵出濁氣，不怕會被長輩罵，甚至，你還能揪他一起練，一起健康。

◎「呵呼吸」步驟

步驟一：用鼻子吸飽氣。

步驟二：憋氣三秒至十五秒。

步驟三：將心中不平之氣緩緩呵出。

步驟四：憋氣停頓兩、三秒。

（重複上述步驟七次或二十一次）

站姿坐姿皆宜，夏季隨時隨地都可以練。呵氣究竟怎樣呵？從喉頭呵出來，像是你小時候對著玻璃呵出熱氣然後在上頭寫字，這樣的呵法，是氣音，不用真的呵出聲音來。

利用呵呼吸舒心，心靜自然涼，雖然還不到不用開冷氣的地步，但至少你比較不會感到暑熱難捱。夏天是萬物繁榮秀麗的季節，心情最好似花朵一般美麗、使意志愉快，多笑多唱歌，讓幸福的氣息由內而外散發出來，一方面也是在讓體內陽氣向外宣發。少罵人少生氣，多開心多和氣，利用夏季養好心氣，秋冬時節就不容易生病。

看看洛桑加參醫師怎麼做「呵呼吸」，影片更清楚！

06 暑氣逼人，屬於你的五個護心守則

全球暖化，現在的地球不只熱帶地方熱，連以往涼爽的北極圈、連冷氣都不用裝的歐陸，高溫都能輕易突破三、四十度。熱衰竭、因心血管疾患猝逝的案件，每逢夏季必定發生，令人遺憾。怎樣預防？看很有名的名醫、拜很厲害的佛祖有用嗎？有用！專業人士跟佛菩薩們能助你開智慧，但真正要不要開智慧，要不要自己解救自己，那都還是自己要下功夫的。炎炎夏日護心保平安的方法，下面告訴你：

◎忌大怒大樂，微喜悅即可

任何會令血壓突然飆高的危險行為，都可能是壓倒駱駝的最後一根稻草，請時時刻刻使用醒覺意識、遠離危險、自己約束自己。什麼時候血壓會往上衝？大家最有經驗的應該是暴怒，怒髮衝冠衝到頭都暈了，不只頭不舒服，心血管也頗為辛苦。那把自己弄開心一點總行了吧？

太超過也不行。

突然中了千萬發票、金榜題名、升官發財，超級興奮的瞬間也是很危險的，中醫提醒「大喜傷心」，指的就是這類狀況。然而歡喜心還是要有的，因為這對提升免疫細胞活性相當重要，我最欣賞的是心平氣和下的「微喜悅」，這種比較安全。別笑年輕世代享受「小確幸」是胸無大志，懂得欣賞小小的、確切的幸福其實是很好很安全很健康的。

◎提升副交感神經活性，慢慢來

日本學者認真，連最細微的研究領域都注意到了，有一回他們調查統計「職場上的拚命三郎什麼時間最容易心肌梗塞」，答案是週一上午八點與週日下午四點。週休二日身體休息頭腦卻不休息，老顧慮工作，一到辦公室面對堆積如山的工作，突然覺得壓力很大。長此以往，就算你心情上能忍耐，但你的心臟卻要抗議了。

壓力、熬夜、睡眠品質不佳，令交感神經過度亢奮，血壓都會比一般人高。我直接勸你不要有壓力、不要熬夜、不要睡不好，有可能嗎？其實很難。否則還用得著我在這邊呼籲嗎？你早就成功了。所幸，自律神經是交感和副交感成一套的，關鍵在於平衡。一個宛如油門，一個是煞車。藉由提升副交感神經活性來預防血壓經常性飆高，確實可行。最簡單一個動作，深呼吸。其他像是練習正念靜坐靜心、聞聞花香、吃一點美味又營養的佳餚、給自己一小段咖啡時間（Coffee Break），暫時休息放空一下也都很好。更趣味一點，再加入觀想。觀想你吸進花香，然後吹熄蠟燭。來回做個幾次，就幫自己把血壓和心跳穩下來。

◎過度努力心好累，正常努力就好

想達到身心靈平衡，享受小確幸、安排咖啡時間這些都是能幫助到你的外部資源。然而，內在資源的影響力則更大。真正關心自己的心臟、心血管，一定要學會向內看！時常自我檢視，自己是不是過度操勞了呢？為什麼自己樣樣都要爭第一？我的過度努力是想要向誰證明什麼？為什麼我對達不到目標的別人或自己，會那麼生氣？到底是為什麼要對他人之惡如此氣急敗壞？

自己的生命課題逐一釐清，內心的問題，不要丟給心血管去承擔去受苦。很神奇的是，很多事情只要你肯面對它，處理它，你或許會發現，其實也沒有想像中的那麼難嘛！處理完之後放下它。從此不再掛心，你的心臟第一個替你感到開心。

◎解決便祕問題，奇異果連皮吃

如果你雖然八十歲，但擁有二十歲的血管狀態，那偶爾便祕、拉不順，我都不擔心。怕只怕，人有三高，還便祕，又遇到夏天出汗量大水分補充不夠，黃金先生卡卡很不乾脆，讓人解便解得很吃力，造成四十毫米汞柱以上的血壓增加，心臟又要辛苦了。

尤其早晨，身體睡了一晚，再加上如果睡前喝很多酒，那麼你血液中的水分通常是不足的，在微脫水的狀況下，也將心肌梗塞的危險性往上提了一些。所以，睡前喝一點點水，起床也要緩慢喝水，白天可以多喝一些。便祕時奇異果洗乾淨連皮吃，或是顧好腸道菌相，吃高纖能促進腸道蠕動的水果蔬菜，這些了無新意的老話，卻都是最實在的保命良方。

◎養成保護心血管健康的良好生活習慣

其實，說穿了，也都不是什麼很稀奇的事。從生活中的小事，慢慢累積健康的本錢，你我都做得到。比方說，你點手搖飲會叫「半糖」，想要顧好心血管，做菜改做「半鹹」，鹽巴減半，這樣也行。

或是你喝好的油，苦茶油、印加果油、亞麻仁油、初榨的橄欖油，每天喝水三千毫升，體重過重的人增肌減脂。一方面也為了糧食永續，改採以植物性飲食為主的飲食法，少肉多菜。

水果甜度高的別吃太多。佛教徒還可以練習大膜拜大禮拜，每天做一百零八下導入天地能量校正健康。常常練習放鬆，你可以聽聽我YouTube上的放鬆導引、跟著影片做〈洛桑瘋〉、每天遛狗散步。以上，請挑喜歡的來做。即便只是去維持一個健康習慣，都能讓你的健康本金，獲得複利增長，令自己的未來大不同。

07 炎夏怒火傷心臟，溫和寬容顧好心

要說夏天最辛苦的一個器官，我會說是心臟。這個君主之官在天熱時，忙著調度血液到體表和四肢幫忙散熱，皮下血管擴張，皮膚的血流量、打回心臟的血流量，量都非常大。常聽人說「熱暈了、熱暈了」，這種說法真的很貼切，當血液都忙著散熱去了，供應大腦的量相對變少，確實很容易出現暈暈的感覺。除了我常叨念的小口喝溫開水外，有沒有其他辦法能讓身體舒服一些、從容面對夏天？繼續來講心臟保養：

◎積鬱積怨傷肺，火爆氣噗噗傷心

這裡說的「傷心」，不光是情緒上的傷心難過，而是真的會傷害到心血管。怎樣會讓心臟負擔加重？人家問你一個問題，你不耐煩、你覺得別人蠢。人家隨意說幾句聊天話，你瞬間情緒高漲，想要挑釁對方，或用言語來攻擊他。類似這樣的敵意反應，會讓自己罹患心血管疾病的機率大幅增加。

在一份追蹤長達二十五年的研究中，學者注意到敵意最強的一群受測者，他們心血管出問題的機率，是敵意最輕族群的五倍。還有科學家研究的是婚姻關係與心血管健康，發現那些總是互相幫助互相說笑的佳偶，心臟最健康，而互譙互罵互看不順眼的，最容易出現動脈硬化的情形。別以為夏天罵老公罵小孩沒事，別以自己的火爆性格、挑剔性格為榮，別把收看政論節目跟著憤世嫉俗當成下班後的主要娛樂。就在你情緒高漲、看某人某陣營不順眼的時候，你的心臟其實一點都樂不起來。反而是加倍辛苦。

◎小心眼再會啦，寬心延長健康壽命

愛抱怨的唱衰性格，在機會中拚命找碴，而愛惜生命的淡定性格，則常常不經意在各種問題中，挖到機會和轉機，甚至是商機。除了吃降血壓藥、降膽固醇藥之外，我們還需要的是一帖樂觀心藥，來確保自己活到老健康到老。

喜歡一直給人家壓力的老人家，自身壓力自然也不會小。持續性的壓力在年長者身上，不只不利養心，還很容易造成平衡感不佳的問題。一個不小心跌倒，不只當下很痛，後頭復原的路，還很漫長。

寬容從容才是在養心。請試著別在每個細節上吹毛求疵，除非你從事的是校對、檢驗這方面的工作。否則，在日常生活中隨順、都很好啊、不急啊你慢慢來、我很喜歡這樣、這樣也不錯嘛！把自己的路弄寬一點，不只心情上好過、大家日子好過，若跟以前動不動就抓狂的自己相比，早逝的風險直接先降一大半。

◎拒絕生氣，拒絕夏日癲狂

昔日東北有三寶，人參、貂皮、烏拉草，現在暑期靜心我也有三寶，開心、休息、不要吵。當超級月亮高掛夜空，或太陽閃焰很強的時候，人都很容易過嗨。積極沒有問題，但過度積極就什麼都成問題。

當有人因為太嗨，侵入你個人領域時，如果你氣定神閒能把高質感正能量分享給他，那就很好。倘若不能，稍微迴避一下也不是不可以。該休息的時候休息、該放下網路的時候就離線，二十四小時新聞、二十四小時超商、二十四小時餐廳、二十四小時醫院，人家都是輪兩、三班在運作的。那你呢？一個人不用獨撐二十四小時啊，要學會幫自己「排休」。特別是發現自己最近比較容易生氣、比較容易看不順眼別人的時候，意思是你該好好休息一下啦！

開心煩心，那都是自己的心，也只有你自己能決定你要養它還是傷它。保持溫和、多些寬容，我們一起，過上好日子。

08

秋天顧肺，「嘶呼吸」掃除障礙心胸舒暢

不管是我自己的員工也好，到外頭演講也好，我經常在教大家優化思維模式，得到的反饋往往是：轉念很難！如果沒有任何一把心鑰、不知道方法，轉念確實是很難。偏偏在充滿肅殺之氣的金秋，想要趨吉避凶遠離災禍、避免被秋後算帳，向善、保持善意、維護好心裡的良善念頭，是格外重要。就有人會問，「人家對我這麼差，我是要怎樣善良？」、「世界這麼亂、外頭傳染病那麼多，我又如何能安心？」我給的答案是，儘快回到大自然懷抱中。

江湖在走，屬於自己的能量點要有

你可以選一個你自己的祕密能量點，意思是你在那會有充電、放心安心、舒服放鬆的感覺，像這樣子的一個好地方，風水寶地的概念。在我家鄉是松贊林、普達措、納帕海、獨克宗

古城這些地方。而在臺灣，我發現南港公園、陽明山，也都擁有豐沛的自然能量。你或許也曾在某個公園某棵大樹下、沙灘、瀑布邊，或在某座幽靜的古寺中，得到天地加持而煥然一新，如果經歷過這樣的體驗，請把這個地方記下來，這就是你的能量點。

某些特定能量點具有季節性，在某些時候特別能療癒人心，譬如春季盛開的老櫻花樹旁、夏季仙氣滿滿的冷杉林、秋季的銀杏與紅楓樹下，我都特別喜歡。找到與自己相應的能量點，在能量點練習下面我教你的「嘶呼吸」，這就是我要交給你的一把心鑰。把壞的、濁的、亂的妄念透過「嘶～」給排出去，再把新鮮的、良善的、正向的自然界能量吸進自己身體裡，跟樹木做一次氣體的交換。用這樣的方式來練習「轉念」，只要實際去做，無論你有沒有基礎、是男是女是老是少，通通都能輕鬆做到。知道方法，轉念就一點都不難！

有樹陪你，一個人也能好好的

特別是容易恐慌的人，如果你在樹下練習嘶呼吸，其實也是在幫自己體內的氧氣與二氧化碳恢復平衡。找一棵合你眼緣的樹木陪伴自己，你的二氧化碳剛好是樹喜歡的，而樹的氧氣正好是你所需要的。各取所需，這也達成某種形式上的「與大自然合一」。

一開始你可以把雙掌貼在樹幹上，和你的樹朋友聊聊天，跟他說接下來你要跟他一起練習呼吸，很感謝有他的陪伴和支援，很感謝他為自己提供的新鮮氧氣。若害怕跟樹說話旁人會對你投以異樣眼光，在心裡默默說，那也是可以的。言語並非唯一的交流方式，意識上的交流，反而是高維度世界更常使用的方式。比方說師徒方面的「印心」，或修行人「與道相契」，都是在說這一類的事情。現在，我們實際來練習，納新吐濁舒暢心胸的嘶呼吸：

◎「嘶呼吸」步驟

步驟一：用鼻子吸飽氣。

步驟二：憋氣三至十五秒。

步驟三：用嘴巴吐氣，發出嘶的氣音緩緩將氣吐出。越慢越好。

步驟四：憋氣停頓兩、三秒。

（重複上述步驟七次或二十一次）

站姿坐姿皆宜，秋季隨時隨地都可以練，但在能量點練，效果更佳。「嘶」在一些文獻上寫作「呬」，讀音念成夕陽的夕，發氣音的時候聽起來會更像是嘻。嘻跟嘶兩種氣音都可以，兩種都有人練，我練的是嘶。

夏天「呵呼吸」跟後面會教你的冬天「吹呼吸」，一般吐氣時間會比「噓」和「嘶」來得短一些，我自己呵也呵不了很久，總之呵完之後心情變愉快變輕鬆，我就覺得很好了。相較之下，我認為「噓呼吸」和「嘶呼吸」更適合來練習慢吐氣，你在發這兩個氣音的時候特別心要靜、莫著急，細、勻、長慢慢吐，越穩越慢越好。

利用嘶呼吸顧肺，把二氧化碳與氧氣平衡調回來，釋放壓力、排除濁氣、吐出阿雜、舒暢心胸，整個秋季你都會很舒服。此外，趁冬季來臨前，去接觸大自然、去爬山、去走路，練呼吸、練肌肉，那都是很好的。情志上宜保持平和寧靜，睡眠上避免熬夜。這季節養生養得好，肺氣清淨、肌肉有力，對寒冷的冬天將有更強的適應力。

看看洛桑加參醫師怎麼做「嘶呼吸」，影片更清楚！

09

秋風秋雨愁煞人，五招解你身心的累

現代人好累，上有老下有小的夾心族群更累！來我診所的朋友，十個裡頭有八、九個都有某種程度上的累。身體慢性發炎，自我修復得好累。家庭事業兩頭燒，心好累。常常被人誤解、常常白忙一場、常常和人說話不在同一個頻道上，看得連我都累了。預防自己變成一顆永遠充不飽的電池，來看看下面五個方法如何幫你解除身心的累。

◎吃吧吃吧！我要高能量不要高熱量

睡再多覺、補再多眠也無法消除的累，就交給真食物來幫你吧。當人體處於慢性發炎狀態時，常常會有非常非常倦怠的感覺，美國哈佛醫學院推薦的消炎好食包含番茄、藍莓、柑橘類、櫻桃、杏仁、核桃、橄欖油、菠菜、羽衣甘藍以及其他的綠色蔬菜。

哈佛營養專家們另外還提醒容易促發炎的品項，有炸薯條、汽水、精製澱粉、加工肉品，比方說午餐肉、火腿、培根等等。最後一項「加工肉品」同時也是臺灣國民健康署教大家預防大腸癌時，特別提醒要儘量少吃的風險食物。

看到這，你就會發現，如果你早就採取了一種「以植物性飲食為主」的飲食法，在不知不覺中，已經避開了許多危險。多菜少肉，甚至是完全茹素，懷抱珍愛地球糧食永續的善意，回過頭來其實也幫到了自己。

◎試試動態放鬆，越痠越要動

前面有教過放鬆緊繃的睫狀肌，可以眨眼一分鐘，這叫動態放鬆，其他肌肉也同樣適用。進行強度較低的動態活動，比如伸展、阻力小的飛輪踩踏，或是輕鬆地走走路。比起累癱了躺在那一動也不動，稍微再讓自己動起來，對於促進循環、排除老廢物質都是非常有利的。因為重點在於舒緩，請記得動態放鬆的任何動作都不宜太過劇烈，其間可適時補充水分與電解質。

有些人來我診所，喊腰痠背痛，其實也沒什麼筋骨錯位的大問題，造成不舒服的原因在於「久坐」，我就叫他們去戶外、到森林裡走路，結果除了身體不再那麼疲累外，連頭腦思路都更清晰。用氧氣加持自己，森林裡、大樹下的「森呼吸」，邊走邊吸，比大睡兩個禮拜更能讓你煥然一新。

◎理解「忙碌＝成功人士」是一個妄念

如果你從小受的教育是努力向上，才會成功，很有可能在投入職場後，不小心讓自己過勞。請把「我必須忙忙忙才能獲得成就」這個限制性信念從頭腦裡拿出來，改放入「我做對眾人有利的事，所以總能獲得大成功」。改採後面這樣的思維模式，即便很多事情同時在進行，也不容易感到累。就算累，也能在休息後恢復。

你今天去應酬、去發名片、到處去參加課程或活動，希望能找到一個幫你的人，這樣會超級累的。還不如，想想自己能幫別人做什麼，你可以為甲先生提供一個服務、為乙小姐提供你的天賦、為丙展現你親切的笑容，還可以教給人才丁丁一些知識經驗，無須刻意找尋，路人甲乙丙丁自然而然就跟你產生良善的連結。這才是人脈的真正意義。

◎愛人、照顧人，自己也會舒服

出於真心愛心和人擁抱、握手、拍拍對方的肩，你分泌出幸福荷爾蒙催產素。出於私利、算計與人互動，你分泌的是壓力荷爾蒙皮質醇。皮質醇會讓人瞬間有能量有力氣有頭腦去應付危機，但分泌太多時反而會傷到自己，令老化提早到來。想要怎樣的結果，在原因的部分就要先決定好。命運不是老天爺給的，而是你親自抉擇出來的。選比較健康的那條，拜託你了！

在日本的一項老鼠實驗中，學者把老鼠從籠子裡拿出來「欺負」一番，給牠一點壓力瞧瞧。放回籠子後鼠同伴紛紛上前表示關心，研究人員趁機量測這隻被霸凌鼠和牠同伴的大腦，發現主動關心與被關心兩方，皆分泌出對療癒、對健康有益的催產素。而這種神奇的荷爾蒙，不光照拂老鼠，隨著血液布達到全身的催產素，在你壓力大心好累、身體發炎身體好累的時候，也能讓你體驗到同理心、慈悲心為自己帶來的種種益處。

◎如果真的要借酒澆愁，記得喝水

大詩人李白不是都說了嗎？「抽刀斷水水更流，舉杯消愁愁更愁」。但如果你很有實驗精神，想親自驗證看看，那我也不攔你。只是要提醒一點，在秋風秋雨愁煞人的季節裡借酒澆愁時，一定要額外喝水!!酒雖然是液體，但是它利尿，也會改變你體內液體的平衡，使人處於一種微脫水的狀態。微脫水不算是很危險，但是會讓你累累的，心情也會變差。

你自己算好，喝一杯酒，那你要喝一杯白開水。喝含糖飲料也適用，喝一杯有糖的，不管半糖還是全糖，都得另外再喝一杯清水。別讓脫水飲料令血液變得濃稠、不利流通。水杯隨時準備好，維持體內的水元素平衡，別人不能幫你乾杯，還得靠自己喝好喝滿。

10 協同美食一加一，雙倍營養秋收冬藏

通膨、糧食價格上漲，最近去買菜還是上館子，你有沒有發現四個小朋友那張藍色的紙，一下子就用掉了？看到許多標價，都是很奇幻的數字，一瓶防蚊液五百多，我還以為是用日幣在算。

好吧！要這樣漲我也攔不住，但吃少一點活好一點的方法，我倒是很樂意與你分享。下面五組，是可以發揮一加一大於二「協同作用（Synergy）」的食材組合。不能把新臺幣變大沒關係，我們來把營養價值極大化。正值秋季養肺季，白色食材入肺，因此每組我都挑了一樣白色食材，一起來看看有哪些：

◎百合配蘆筍

喉嚨癢癢的，心裡頭亂糟糟的，吃百合，清肺潤燥止咳，顧好你的呼吸道還又幫你預防癌

症外加穩定情緒。那個誰跟誰合得來或合不來，都別人家的事，先不用管，眼下，幫自己清肺潤燥才是要緊，替自己的身心靈求一個百年好合，別忘了吃百合！

要從一般蔬菜中補充到鉀，水煮加熱過後很多都會流失。不過百合不會，百合不會就是不會，它提供多少鉀，你都能有效攝取。再加上蘆筍一起炒，身體所需的天門冬胺酸（一種能幫助代謝疲勞物質的胺基酸）以及鎂、鉀等營養，你在這一盤裡通通能吃到，吃到了能怎樣？雖然不敢說你光吃這盤就會飽，但至少，你離慢性疲勞、水腫假胖、身累心更累，又更遠了一步。

◎山藥配紅棗

山藥，名字裡有個「藥」，暗示著它自古以來即為滋補強身的上品食材。古醫書對它讚譽有加，說它「治諸虛百損，療五勞七傷」。從現代營養學的角度來看，山藥富含精胺酸，確實能助你消除疲勞、改善代謝並調節血脂肪。

山藥若與紅棗搭配又更厲害啦！強化的是健脾養胃的功效。兩強聯手，煮粥煮湯皆宜。沒有食欲的人、工作壓力大的人、體力差的老人家，或是單純想要滋補強身的人，都很適合這樣吃。想吃豐盛一點，山藥、紅棗、豆腐加枸杞煮一鍋，強身補血還你好氣色。

◎蘑菇配核桃

活化免疫系統、減少自由基傷害、預防心血管疾病、降低癌症發生機率，硒加維生素E的組合，是能預防我們變得又老又病的黃金拍檔。今秋我配的菜色是含硒的蘑菇加上維生素E很高的核桃。

蘑菇核桃打碎煮成濃湯，或是蘑菇核桃炒飯，都很美味。怕腦霧，吃核桃，身體虛，吃蘑菇，兩樣都吃，滋養加倍，你會頭好身體壯壯。

◎高麗菜配菇類

親民又可口的白高麗菜，營養組成非常完整，其中的鉀和鈣，若再加上高膳食纖維的蕈菇類一同食用，對於心血管保養十分有益。各種菇都行，香菇、柳松菇、鴻禧菇，哪個特價、賣相好你就配哪種菇。

高麗菜芯的各種礦物質含量，是菜葉的兩倍，以前被嫌硬嫌粗，菜芯常常就被丟進垃圾桶。物價上漲提醒我們更要惜食，今後，不妨試試將菜芯切成細絲，跟著菜葉和菇菇們一起下鍋，炒出來更營養又更大盤。試試，說不定你會發現，菜芯其實也滿好入口的嘛！

◎無糖優格配水果

調整腸道菌相，以利於免疫細胞活動、利於快樂荷爾蒙血清素分泌，吃無糖優格，是相當方便又有效的做法。人類吃優格至少四千五百年歷史，我自己也是它的粉絲，常常水果加優格就是一餐。

優格富含調整腸道機能的益生菌，並包含鈣磷鎂鋅以及豐富的蛋白質，常常吃，對於免疫調節、改善過敏、促進睡眠、預防便祕、預防骨質疏鬆，都是非常好的。藉由食物保骨本的公式：含鈣含蛋白質的食材，加上維生素C豐富的食材。舉實例來說就是優格加水果。

此外，加不同水果還有不同好處。促進消化又助眠，優格加香蕉。清宿便解便祕，優格加木瓜。強化鈣質吸收，優格加柑橘類。養顏美肌還又特別對味的組合有兩組，分別是優格加草莓、優格加葡萄。

上有通膨，下有對策，聰明吃，吃對組合，把加乘效應收進菜籃裡，該吸收的營養，一樣都少不了。

11 冬天益腎，「吹呼吸」慢老不惱健康衰老

日本奇幻漫畫《鬼滅之刃》紅極一時，漫畫、電影與電視動畫圈粉無數。其中「鬼殺隊」在面對艱困戰鬥時，高手們會各自使出自己屬性的「全集中呼吸」來強化戰鬥力。依流派不同，還有日之呼吸、炎之呼吸、水之呼吸、雷之呼吸、風之呼吸之分，神奇的呼吸法搭配華麗武打招式，令讀者們看得大呼過癮。於是就有人問，像這樣厲害的呼吸法在日常生活中也有可能練嗎？當然可以。雖不像漫畫男主角飛上屋頂跳起把鬼大卸八塊那麼戲劇化，但透過有意識地去訓練呼吸，確實還真的能讓人體發揮超乎尋常的生理、心理潛能。

不只從事水上競技的運動好手掌握特殊的呼吸法、憋氣法，陸上舉重、射箭、田徑以及其他各式各樣的項目，也都有各自適合的呼吸節奏。掌握得越好，越能激發出個人最佳表現。比如臺灣、韓國都很厲害的射箭項目，勝負往往在微小的差距之間，這時候，一套好的呼吸模式，將能有效地去幫助選手強化身體核心的穩定度，同時間進入靜心淨心的境界，避免肌肉疲

勞、臉紅氣喘干擾到運動表現。有人會在舉弓吸氣、拉弓時稍微呼出一點氣、瞄準時屏息、完成動作後才將剩餘的氣通通吐乾淨。除了運動員，據我所知，有些攝影師在按快門或運鏡時，也會稍微憋氣，讓自己拍出來的畫面更穩定、不容易失焦。

一呼一吸如來如去，重返平衡

從醫學的角度來看，呼吸由自律神經控管，「自律」意思是即便你沒有主動去指揮它，甚至都不用意識到它，人也是自然而然會一吸一呼。而當自律神經失調、身心健康失衡時，我們則能透過調節呼吸，重新拿回自己的力量，就像漫畫裡的高手，導入呼吸法後，突然實力大增一樣。這一切都跟生命節奏有關。

當你呼吸短急淺，常不自覺憋氣時，清氣攝入量低、濁氣無法完全排出，造成身體循環不暢，連帶腸道環境跟免疫機能也都會不理想。本來是因為恐慌、焦躁，打亂了呼吸節奏，卻又因為呼吸紊亂，造成身體肌肉緊繃、血管收縮、大腦氧氣量供應不足等種種因素，再去加深了恐慌、焦躁。妄念改變身心狀態，身心不適又讓人浮現出更多負面想法，形成惡性循環。長久如此，人自然離健康越來越遠。

但如果你習慣採用的是一種深沉穩定勻長的腹式呼吸，那又是另一種局面。慢條斯理的呼吸節奏，能避免副交感神經活性降低。特別當你情緒激動時，之前接觸過的呼吸法突然間一樣都想不起來，不用擔心，你只要記得一個「慢」字就可以了。慢下來，慢慢地、大口大口地去呼吸，令身體放鬆、理智恢復、心腦重新開機，來回幾次深呼吸，很快地，你便能自如地拿回自己的力量。

光是維持穩定的呼吸節奏，已對整頓身心有莫大助益，行有餘力，我們還可以透過進階的呼吸方式，順應四時促進臟腑機能。前面教了春天養肝的噓呼吸、夏天舒心的呵呼吸以及秋天顧肺的嘶呼吸，接下來講益腎強身的吹呼吸。一起來練看看：

◎「吹呼吸」步驟

步驟一：用鼻子吸飽氣。

步驟二：憋氣三至十五秒。

步驟三：用嘴巴吐氣。像吹熄蠟燭、吹簫吹笛把氣吹出去。

步驟四：憋氣停頓兩、三秒。

（重複上述步驟七次或二十一次）

站姿坐姿皆宜，冬季隨時隨地都可以練。同樣的，這裡的吹也是一個氣音，像是在吹蠟燭那樣吹，無需真的發出吹的讀音。人的元氣藏在腎，根本之氣在腎，腎氣足，人就不容易衰老。冬季活動量減少，身體循環可能不如春夏暢旺，倘若覺得腰部下背不適，有氣血凝滯之感，趕快練這個吹呼吸，把濁氣病氣給「吹出去」，藉此重整循環。外頭若風大苦寒，就不用去找什麼能量點或一定要站在樹下練，冬天氣溫低，在家裡溫溫暖暖地練就可以了。

利用吹呼吸益腎，腎顧好了，你就保存了生命的原動力。此外，冬天情志上宜收斂藏鋒，睡眠上適合早睡晚起，別讓自己過度勞心勞力，注意休息。飲食上重點不在多而在於吃得營養、溫熱開水常飲。還有就是把保暖功夫做到位、避開寒風侵襲。腎氣無損，待春回大地，你將感到元氣十足，且更能適應春季忽冷忽熱的變化。

12

凜冬將至，五招幫你預防情緒寒流

冬季日照短，因為冷，人的活動量也相對減少，自然而然血清素、褪黑激素、多巴胺分泌沒那麼暢旺，讓人心情上受影響。雖不到病的程度，但很多人都曾經歷過某種程度的情緒低落。冬天吶，沒辦法請太陽公公出來久一點，但我們仍有很多方法能令自己活得爽朗一些。下面五招是我自己常用的，與你分享。

◎熱熱喝

溫熱開水喝起來，人體含有充足水分不但確保生理機能運作順暢，還可避免血液濃稠的問題。不能嫌冬天上廁所麻煩，或自以為沒出汗就減少喝水，循環弄壞了，身心都會不暢快。除了熱開水，我還會喝熱普洱茶。至於薑汁紅茶、薑黃拿鐵（印度喝法，薑黃粉加牛奶），和熱可可也都很好。哪種喝了舒服，你就喝哪種。

電影中常出現一個情節，當暖男想要安慰心情不好的女主角時，常會遞給她一杯熱熱的，熱開水、熱咖啡、熱可可，女主角將杯子捧在手掌心，情緒慢慢恢復平穩。我覺得這個橋段合情合理，因為我們人手上有許多穴位，特別是手掌心的「勞宮穴」，專司靜心寧神。處理情志問題和心病，勞宮是一個很有效的調節點。你可以靠自己按壓刺激它，或是手捧一杯熱飲，手心暖，心很容易跟著暖起來。

◎熱熱洗

幫自己安排一趟溫泉小旅行、在家泡香氛浴、切幾片薑丟到泡腳桶裡做足浴，又或是你舒舒服服淋浴洗個熱水澡也行。改善低溫體質，不只心情放鬆，連免疫力都一併顧到，還能預防多種因體溫偏低而好發的生理問題。

泡澡水溫以三十九到四十度為宜，並非越熱越好。尤其睡前的泡澡，太燙反而令交感神經興奮，容易推遲到你的睡眠時間。況且，過熱的洗澡水容易帶走皮膚上的保護性油脂，造成皮膚乾癢。合宜的水溫，是能讓你放鬆的水溫，大約泡十五分鐘就可以了。養生應避免「貪多」，別想說都花錢泡溫泉了，一定要給它泡夠本，泡太久泡到微脫水，反而令身體不適，一點都沒有賺到！

◎免比較

在社群網站上，逢年過節，一定會出現一大堆歡樂貼文。有些看了確實會讓人備感壓力。如果你發現手機越滑心情越差，不妨趁機做一次數位排毒！暫別社群媒體，去做些你真心樂意的事情。談到假日壓力症候群，跨年其實也還好，春節往往挑戰更大。小羊開新買的跑車載妻小回老家吃年夜飯，小羊的哥哥大羊孤家寡人兩手空空騎臺小綿羊回去。若比車輛市值弟弟小羊勝，但比自由無牽掛，哥哥大羊才是「像風一般的瀟灑男子」。當人的思維模式更開闊更有彈性的時候，你會發現，很多的比較，那都是沒必要的。誰才是真正贏家，很難說得準啊！

預防人比人氣死人，最直接的方法就是去斷開「參考點」，不要比！要知道，每個人有每個人的生命歷程，高高低低起起伏伏你我不一樣，這才是生命有趣的地方。許多的比較在本質上它根本就沒有意義。小魚不會去和獵豹比賽跑，海豚也不會去跟無尾熊比看誰能睡。只有人最無聊，攀比評比樂此不疲，比輸了又在那氣呼呼、傷心難過。因為好玩或為了強化自身實力，你去比射飛鏢、射箭，比橋牌或棋藝，那都沒問題，會越比越傷心的，我們暫時跳過它就可以。

◎看大一點

如果把「我」揣得緊緊的，凡事都以我為出發點、第一個想到的都是自己的福利，那就會有很多機會可以傷心、氣憤、不滿。絕佳的解決辦法不是去把擋你路、礙到你的打一頓或趕走，而是去把「私我」升級為「大我」。

為一己之私，很多事都得斤斤計較，自然心裡頭會有很多不爽，改為多數人福祉考慮，看看怎樣對大家都有益、怎樣最多人受惠。進化成這樣的思考模式，你的視界維度會提升，並經常能領受到智慧的靈光，而讓事情圓滿的方法，會多到出乎你原本預期。如此一來，沒有人會傷心難過。這個「人」，同時也包含你自己。

◎走起來

有一個成語叫「坐困愁城」，形容一種無力擺脫的處境。但事實上，根本就沒有一個城能夠真的把誰圍困在裡頭發愁。如果你覺得有，你就別老坐著，趕緊起身動一動，那許多的「愁」自動會退散。經過長時間演化，人腦自帶未雨綢繆模式，會讓我們焦慮、憂愁，原始目的是在驅使人類「去做些什麼」，藉此增加自己的生存機率。這個機制讓我們的遠祖存活下來、基因得以延續。換成是今天，解憂愁最快的方法，你不用去種田、不用去打獵、不用去採集，不用那麼麻煩，你只要「走出去」就行了。邁開腳，大腦立即判定「啊，你已經在做些什麼了」，接著就會解除焦慮警報。就這麼簡單。

坐著如果只是發發愁發發呆那還不打緊，只怕是坐得過久了，還不小心讓細胞衰老得太快。瑞典科學家曾招募一批六十八歲以上體重超標的志願者，想釐清久坐與老化之間是否具有關聯性。研究結果顯示，減少久坐時間保障了端粒長度。端粒是一種蓋在ＤＮＡ鏈條末端的小帽子，與壽命長短有關。當人們選擇較為健康的生活型態時，端粒縮短的速度是非常緩慢的。換句話說，想活得健康又長壽，請避免久坐（超過八小時以上），以及適度走動活動。記住這一點，這副身體能讓你多用好幾年。

秋冬向來是季節性低落的好發時節，上面五招學起來，遠離退化性疾病、告別鬱悶自己來。

13 補冬，八款超優黑色食材你吃了沒

冬季補腎季，又黑色食材入腎。這篇說的腎是東方醫學裡廣義的腎系統，是主骨生髓、上通於腦、其華在髮、開竅於耳的那個「腎」。不光指你腰上那兩顆器官，而是藏精納氣、管你有沒有青春美麗的一整個系統。

從現代營養學來看，深色食材多半花青素高，維生素與微量元素豐富，抗氧化的本領特別強，對骨骼、生殖功能皆有助益。與淡色食材相比，披上深黑、深紫外衣的這些超級食物，是陪你預防退化性疾病、常保青春活力的好朋友。來看看它們究竟有多厲害：

◎「黑芝麻」改善白髮早生問題

我常常教大家吃芝麻。中醫說它補肝腎益精血。西醫看中它富含芝麻木酚素，清除活性氧、預防心血管疾病、調節荷爾蒙分泌都是一流的。就連藏醫，都認為它能「增強陽氣、袪除

隆邪」。我就問，你想要頭髮烏溜溜又有光澤嗎？黑芝麻吃起來，營養充足腎氣飽滿，連髮質都會更強韌。

◎「黑木耳」黑色瑰寶便宜又好

有人認為養生食材越貴越有效，倒也未必，像黑木耳價格就很親民。它鈣多、鐵質豐富、富含維生素D，膳食纖維還是牛蒡的三倍。顧心血管、預防腫瘤、清潤整腸都有它一份功勞。

◎「黑米紫米」米中之藥花青素多

黑米是黑秈糙米，屬於古老的米品種。紫米是黑糯糙米，煮紫米紅豆粥的這種。這兩種深色米，都有抗氧化、抗發炎的本事。隨順買到哪種就吃哪種，可以跟其它黑色、紫色食材輪流吃。

◎「黑棗」解便祕潤腸通便

一日三棗、醫生不找。預防消化不良、舒緩積食困擾，黑棗常能幫上大忙。主要在於其中的膳食纖維，能促進腸道蠕動，幫助排毒軟便。補充說明一點，西方人口中的黑棗多半指的是「加州梅」，或稱為加州黑棗，跟東方補腎的黑棗分屬不同品種，各有各的營養，但在預防便祕這一點上，這兩種都可以。

◎「黑豆」蛋白質優更勝肉

大豆、黑豆皆為優質蛋白質來源，然而黑豆又還比大豆多了花青素，古人說豆類百百種，「惟黑入藥」，就是在肯定它的高營養價值。我自己是很喜歡吃黑豆的，不過要是遇上糖煮的日式糖豆，老話一句，適量即可。糖分攝取過多，反倒失了養生美意。除了直接吃豆子外，黑豆納豆、黑豆豆腐、黑豆豆漿，也都是好選擇。

◎「海苔」電視零食首選

能不吃零食當然最好，我基本上希望大家一天能空腹達十六小時以上。但嘴饞受不了、看電視想拿點東西往嘴裡塞時，那就吃海苔吧！紫菜烘乾、撒上鹽跟芝麻油，就是我們常吃到的片狀海苔。濃縮各種營養、來自大海的恩賜，就是海苔！

◎「日曬香菇」維生素D多健康多

這篇主題是黑色好食材，其實黑色的香菇就算合格。但想要美上加美，選日曬香菇，那又幫自己多補了一些維生素D。但你也別看我寫「日曬」，就非日曬不可。所有香菇都有「香菇嘌呤」，能幫你降低體內壞膽固醇（低密度脂蛋白膽固醇）含量。拿到什麼、買到什麼，就隨順吃什麼，開心吃、懷著感謝的心情吃香菇，那對身體都是很好的。

◎「黑色覆盆子」護你的眼護你的腦

一般我們常見的紅色覆盆子，其實它還有個黑色兄弟，名叫黑色覆盆子（Black Raspberry），這是國外最近很看重的新興養生食材。顏色都深成黑色了，花青素還能少嗎？當然是妥妥地夠你護眼護腦並消滅藍光造成的傷害。能買到黑色覆盆子，那你是幸運的。若不能，改吃藍莓、黑莓，花青素一樣被你吃到。女生想要美肌美顏，不是下載APP修圖，把這些莓配著優格一起吃，才是正解！

以上，第三章春夏秋冬按季節照顧身心靈的方法，通通交給你了，感謝你陪我到最後。當然，我只是先為你的健康人生起個頭，拋磚引玉提供一些粗淺的觀點。如果你願意繼續找健康、找快樂幸福，那一定還會有更多更適合你的好方法，會被你給找到！期待你成為一個身體好、心腸好、頭腦好的「好人」。文末，獻上我最真誠的祝福：好人，一生平安！

CARE 070

不生病的藏傳煉心術：護你身心均安的內在醫學

作者—洛桑加參
主編暨企劃—葉蘭芳
校對—賴佳昀、聞若婷、葉蘭芳
封面設計—FE設計葉馥儀
封面攝影—張明偉
內頁排版—張靜怡
內頁插畫—Littse

董事長—趙政岷
出版者—時報文化出版企業股份有限公司
一〇八〇一九臺北市和平西路三段二四〇號三樓
發行專線—（〇二）二三〇六—六八四二
讀者服務專線—〇八〇〇—二三一—七〇五
（〇二）二三〇四—七一〇三
讀者服務傳真—（〇二）二三〇四—六八五八
郵撥—一九三四四七二四時報文化出版公司
信箱—一〇八九九臺北華江橋郵局第九九信箱

時報悅讀網—http://www.readingtimes.com.tw
法律顧問—理律法律事務所　陳長文律師、李念祖律師
印刷—紘億印刷有限公司
初版一刷—二〇二二年十一月四日
初版九刷—二〇二三年十一月二十二日
定價—新臺幣三八〇元
（缺頁或破損的書，請寄回更換）

時報文化出版公司成立於一九七五年，
一九九九年股票上櫃公開發行，二〇〇八年脫離中時集團非屬旺中，
以「尊重智慧與創意的文化事業」為信念。

不生病的藏傳煉心術：護你身心均安的內在醫學／洛桑加參文. -- 初版. -- 臺北市：時報文化出版企業股份有限公司, 2022.11
336面；14.8×21公分. --（Care；70）
ISBN 978-626-353-066-9（平裝）

1. CST：藏醫　2. CST：養生
3. CST：心靈療法

413.0926　　111016539

ISBN 978-626-353-066-9
Printed in Taiwan